天職

心臓血管外科医

天野篤

プレジデント社

天職

はじめに　メスを置く、その日まで

振り返れば、ずいぶん長い間、心臓外科医として働いてきました。

私は２００２年から勤務してきた順天堂大学医学部の「一教授兼一外科医」の立場を、２０２１年３月を機に退任する道を選ぶこととしました。

２０２０年に65歳となったことで、２０２１年３月末に大学医学部の教授としての定年を迎えます。学校法人順天堂の理事として職位は残るのですが、その先も、私は現役の心臓外科医としてメスを持つことにこだわろうと思っているのです。

私が医師になったのは27歳のときです。三浪してようやく入ることができた日本大学医学部を卒業し、医師国家試験に合格したのですが、ようするに人よりも３年遅れをとったスタートでした。思えば、私の医師としての歩みは「遅れた３年を取り戻そう」と、がむしゃらに突き進んできた日々といっても過言ではありません。

以来、心臓病の患者さんを9000例近く手術してきたと思います。「思います」というのは、正確に手術数をカウントしていたのは6000例の頃までだったからです。

「心臓外科医は数だよ。どれだけ手術をやるかで腕が決まる」

そんな研修医時代の先輩医師のアドバイスもあり、数を意識していた時期もありました。循環器内科の先生たちに患者さんを回してほしいと、「営業」のようなお願いをして一日に3回手術することもありましたが、この10年というもの、私の気持ちには少しずつ変化が表れてきたのです。

それは、「その手術は本当に患者さんのための手術だったのか――」という自問自答です。患者さんの安全を脅かすような手術をしたことは一度もありませんが、心のどこかで、手術数を自慢げに披露していたことも事実だからです。

患者さんの人生に手術が役立つ充実感

心臓外科医の道を志したのは、私の父が心臓弁膜症《しんぞうべんまくしょう》を患っていたからです。私が高校2年生の頃から体調がすぐれなかった父は、心臓にある4つの弁のひとつである僧帽弁《そうぼうべん》が本来の働きをせず、心不全《しんふぜん》を繰り返す状態が起きていました。

医学部2年生のときには、弁を人工弁に取り換える手術を行いましたが、いずれ再手術が必要になることもわかっていました。人工弁は執刀医の判断で生体弁（ブタの弁を加工したもの）が選ばれたため、年月の経過で劣化するからです。

「そのときは、自分の手で父を助けたい……」

そうした気持ちの芽生えが、心臓外科医の道へ向かった最初のきっかけです。

けれど、三度目の手術で、66歳だった父は帰らぬ人となりました。

二度目の手術では父をみずから助けたいと思い、第一助手として手術に臨みました。しかし、状態が悪化した三度目の手術のハードルは高く、当時の私の技量では携わる自信もありません。家族として見守るのが精一杯でした。

大きな喪失感のなかで、私は当時働いていた病院もやめることになりました。技量はまだまだなのに、口だけは一人前、上司から事実上の「クビ」を言い渡されたのです。いいようのない挫折体験でした。それでもひたすら腕を磨き、心臓外科医として前へ進むことができたのは、手術によって見違えるように元気を取り戻していく患者さんたちの笑顔のおかげでした。

「心臓の詰まるような感覚がなくなって、ちゃんと胸が高まるようになったよ」

そう患者さんに言ってもらえることは素直にうれしいこと。心臓が元気になるということは、その後の患者さんの人生を快適に変えることにもつながっています。患者さんに寄り添うことの使命感と、患者さんの人生に自分の手術が役立っているという充実感は、

「きょうよりも明日は少しでも前進しよう」

というモチベーションになりました。人の役に立つ喜び――心臓外科医はまさに私の天職なのです。

心臓外科医であり、心臓血管外科医である

ひとくちに心臓外科医といっても、じつは専門領域はもう少しこまかく分かれています。代表的な心臓病である狭心症《きょうしんしょう》、心筋梗塞《しんきんこうそく》、大動脈瘤《だいどうみゃくりゅう》など、心臓を取り巻く血管に原因があるもの。心臓弁膜症など、心臓内で血流をつかさどる弁や生まれつきの奇形などその構造に原因があるもの。ほかにも、心筋症《しんきんしょう》など心臓の筋肉そのものが傷んでいて、心臓移植などの治療を行う領域もあります。

そのうち、私が主に行っているのは狭心症や心筋梗塞、心臓弁膜症などの外科手術ですが、なかでも虚血性心疾患《きょけつせいしんしっかん》とも呼ばれる狭心症や心筋梗塞の手術が多くを占めています。

心臓の表面は、冠動脈《かんどうみゃく》という心臓の筋肉に栄養や酸素を送る血管でおおわれていますが、その冠動脈が動脈硬化《どうみゃくこうか》などで細くなったり、狭くなったり、詰まったりすることで生

じるのが虚血性心疾患です。その名のとおり、虚《うつ》ろになってしまっている血管の血流を、冠動脈バイパス手術などで再建することから、「心臓血管外科」という領域となります。それゆえ、私は心臓外科医ではありますが、正確にいえば「心臓血管外科医」なのです。

心臓を止めない手術の先頭に

2012年2月、上皇陛下（当時の天皇陛下）の狭心症の治療のための手術の執刀をいたしました。上皇陛下は冠動脈の太い血管のうち2本が狭くなっている状態で、滞っている血流の再建のために、体の別の血管をつないで血液がしっかり流れるようにする迂回路《うかいろ》をつくる「冠動脈バイパス手術」が必要でした。

一介の外科医である私が、なぜ執刀をまかされたかといえば、それは私が心臓を止めずに、人工心肺装置も使わずに冠動脈バイパス手術を行う術式「オフポンプ術」の先頭にいたからでしょう。

父の死と、その直後のクビ宣告を受けてからの私は、「患者さんをより安全な状態で手術し、より確実に回復へ導く手術」を模索していました。

そんななかで1996年頃から取り組み始めたのがオフポンプ術でした。

従来の心臓手術では血管を人工心肺装置につなぎ、心臓を止めて行っていました。人工心肺装置は医療従事者の間では「ポンプ」と呼ばれています。心臓にかわって血液を送り出すポンプの役割をするからです。心臓を止める時間が長ければ長いほど、患者さんの体へのダメージも大きくなります。当然、予後にもかかわってきます。

いっぽうで、私が手がける冠動脈バイパス手術は心臓を止めずに行うことがほとんどです。人工心肺装置を使わない「オフポンプ術」では、患者さんの負担が大幅に軽減されます。その結果、それまでは手術をあきらめざるをえなかったご高齢の方々も、安全に早く回復するような手術ができるように変わっていきました。

冠動脈バイパス手術後の上皇陛下が元どおりの元気なお姿でご公務に復帰されたことは、国民のひとりとして大きな喜びであり、術者としてもなによりうれしいことでした。

自分だからこそ命を救える人を求めて

そんな心臓外科医としての私にも、メスを置く日はいつか必ず訪れます。ですが、その日がくるまで、「本当に自分を必要としている患者さんを探したい」と考えています。大げさな言い方をすれば、「自分だからこそ、命を救える患者さんはまだまだ世界中にいるはずだ」という思いからです。

新型コロナウイルス感染症の世界的な流行により、海外への渡航はまだまだ課題もありますが、今後のひとつの目的地は、中国だと思っています。

これまで、招かれて何度も中国で手術を行ってきました。今や世界第2位の経済大国となった中国では医療も急速に進歩しています。しかし、富裕層には手厚い医療体制が整えられているものの、圧倒的に多い所得水準が低い人々は医療の恩恵を受けられていないのが実情で、心臓にトラブルを抱える患者さんが増え続けているのです。

日本から招かれて現地で手術を披露する医師も少なくありません。ただし、デモンストレーション的な意味合いのケースが多く、富裕層から選択された条件のよい患者さんを手術する場合が多いのです。けれど、私が南京を訪問した際に行った手術は重症な不安定狭心症で、冠動脈5カ所が詰まっている患者さんに、5本のバイパス血管をつくるという難度の高いものもありました。目《ま》の当たりにした現地の医師のひとりは、

「ここまで難しい患者さんの手術をしてくれたのは、天野さん以外にはいない」

と言ってくれました。それも私の背中を押してくれています。

世界的に見ても整備されている日本の医療体制では、富裕層にも所得水準が低い層にも高水準で手厚い医療が提供されています。また、血管内に挿入する細い管状の医療器具、いわゆるカテーテルを使った治療法の進歩により、外科手術の意義は認めつつも、大きく

胸を開く開胸手術自体が減ってきていることも事実です。おのずと私がやるべき仕事は限られてきます。

近年は、ほかの病院では手術を断られてしまうような難易度が高い状態の患者さんを中心に手術を行っていますが、そうした症例はむしろまれで、私が執刀しなくても元気を取り戻せるケースも多いのです。それこそが日本の誇る医療の素晴らしさです。

しかし、中国や、その先のアジア各国は違います。今なら私の手で助けられる命がたくさんあるのです。ですから、ここから先の人生は、日本とアジア各国を行き来しながら心臓病の患者さんと向き合う生き方を実現させたいと考えています。言い換えれば、自分を必要としている患者さんを、こちらから探していきたいのです。

65歳という年齢を考えると、メスを置く「その日」は、けっして遠い先の話ではありません。だとすれば、天職である心臓外科医としての「限りある炎」を燃やすべき場所はどこなのか。みずから炎を消すならばどこで消すのか。その答えのひとつが中国と、その先のアジア各国にあると感じています。

「のんびりはしたくない」が性分

仲間や、先輩、後輩からは、「何もそこまでしなくても……」「陛下の手術まで執刀したのだし、もうゆっくりしてもいいのでは……」といった言葉をかけられます。しかし、そう言われると、なおさら「のんびりはしたくない」となるのが私の性分なのです。少なくとも、生活の基盤は日本に構えつつも、年間の半分くらいは、私を必要とする患者さんのために、世界中どこへでも行きたい気持ちです。

日本を離れたいと考える理由はもうひとつあります。それがあとに続く外科医のためになるからです。私が手術をしなくなって〝ご意見番〟のようになったら、若手医師にとってはけむたいだけです。私が心臓外科医としてどこか遠くにいれば、彼らの邪魔になることはないでしょうし、飛躍の場も広がることでしょう。

私はまだまだ「運命の患者さん」と出会いたいのです。

かつては正しいと信じて突っ走っていたことも、時の経過のなかでは異なる思いも感じ始めています。一心臓外科医として最後の日まで前進し続けるためにも、少し立ち止まって、自身の歩みをあらためて問い、追い求める医師の姿を考えてみようと思いました。

天職

目次

第1章　医師とは——あきらめない心を貫く

第2章　わが道――医師としての生き方を問い直す

第3章 原点――父の死、母の教え、祖父の生き方

第5章 しんがりで尽くす——生ある限り闘いは終わらない

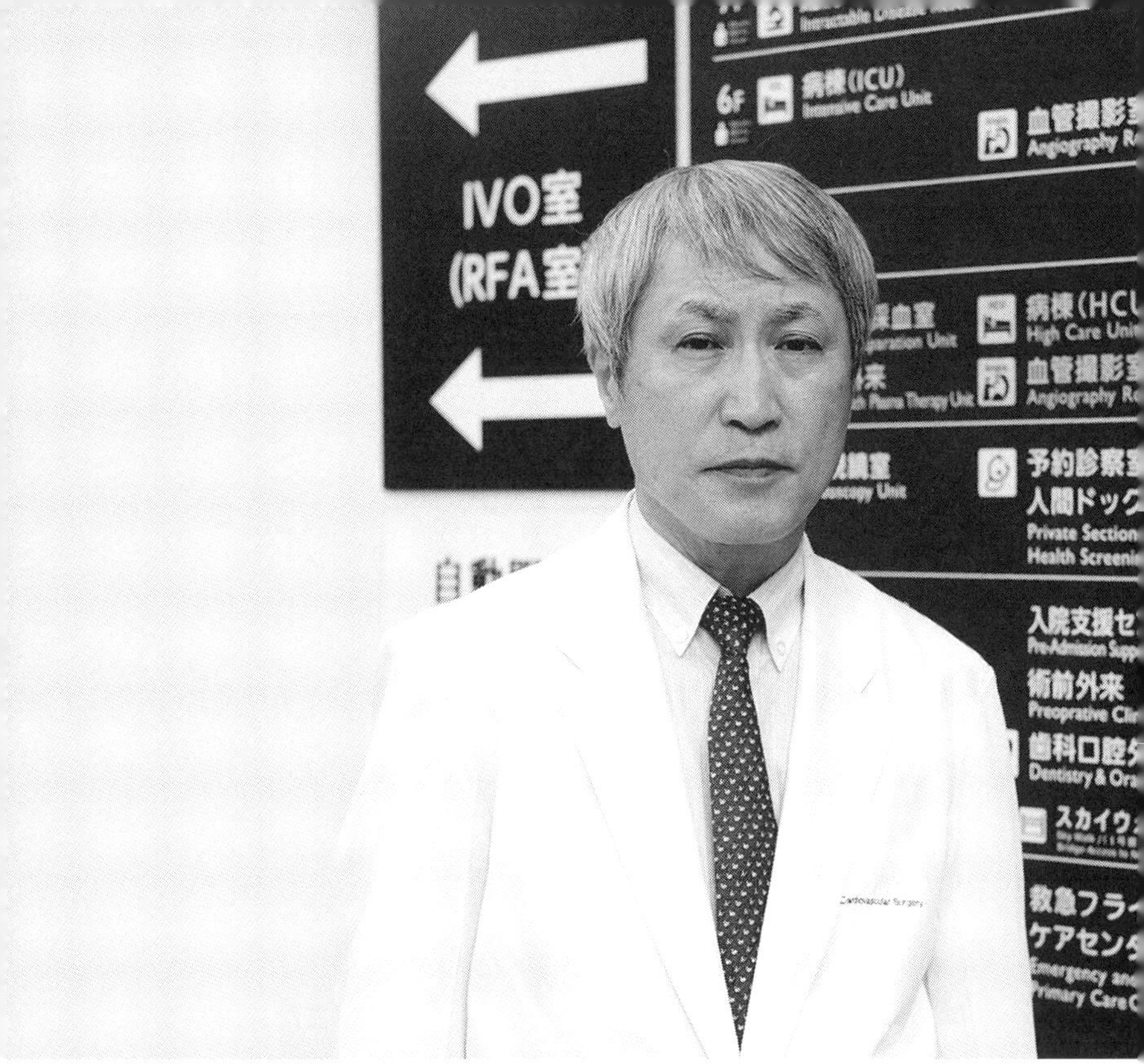

第1章 医師とは

あきらめない心を貫く

聴診器をあてない医師が増えている

心臓外科医は手術ばかりをしているイメージがあるようですが、私は65歳になった今も、外来で患者さんの診察をしています。若い頃よりも数は減りましたが、手術が必要な患者さんばかりでなく、心臓病はあるものの現時点で手術が時期尚早と考えられて相談に来られた方や、心臓手術後に新たな心臓病が芽を出し始めた患者さんなどさまざまで、ひと月に30人程度ですが、簡単な診察では済まない場合もあります。

診察では聴診器を使います。循環器の専門医なら一度は手にする「リットマン」というもので、同じものを買い替えて30年以上使い続けています。

「こうしてもらえると安心感がありますね。天野先生しか聴診器をあててくれませんから」

患者さんの胸に聴診器をあてると、そう言われることがあります。

じつは近頃、聴診器をあてない医師が増えているのです。心臓病の診断においては医療機器の進歩によって、心臓エコー検査のほうが正確な病状がわかります。そのため、若い医師たちは「聴診器は必要ない」と考えているのでしょう。また、心臓エコー検査のほうが医療費を多く請求できるので、経営的な観点からエコーを優先するよう〝教育〟されているケースもあるようです。同じように、民間病院では外来の回転をよくして対処する患者さんの人数を増やすため、聴診器をあてない医師もいるという話も耳にします。

それでも、私は聴診器を使います。「もう20年前の医療でしょう」と言われるかもしれません。しかし、患者さんの胸に聴診器をあてて、私が、

「きれいな音ですよ」

と言葉をかけるだけで、患者さんは満足してくれます。

「お医者さんが〝今〟を保証してくれた……」

そんな安心感があるのでしょう。

治療とは患者さんの心も満たすこと

血圧の測定も、今は全自動血圧計を使っている施設が増えています。患者さんが上腕部を機器に通して自分で測定する方式です。しかし、私は以前と同じように上腕に巻きつけるタイプの血圧計を使って測定しています。測定を終えて患者さんに数値を伝えると、

「先生の前でこの血圧なら安心ね」

と笑顔を見せてくれる患者さんもいます。私はこれが「診察」だと考えています。症状

を診て対処するだけでなく、患者さんの不安を少しでも取り除くことも務めなのです。

電子カルテの時代になり、患者さんの顔すら見ることなく、ずっとパソコンの画面を凝視しながら診察している医師もいます。たしかに、カルテの確認は必要ですが、同時に患者さんの話をしっかり聞くことも重要です。目の前の患者さんにとって本当に必要な医療を提供するためには、患者さんから日常の様子を聞かなければならないのです。医療機器がどんなに進歩しようと、患者さんとの対話は医師にとって欠かせないプロセスだと考えていますが、新型コロナウイルスの時代には特別な感染対策が必要で、それぞれの立場で別々の気苦労も増えました。

患者さんは誰が診ても同じなのか

そんな現在の診察現場ですが、看過できない言動に出くわすことがあります。

「患者を診ることなんてどんな医師でもできる。臨床なんて誰がやっても同じだよ」

こんな言葉を口にする医師がいます。研究で成果をあげることが優先で、

「自分が相手にしているのは目の前の患者ではなく人類全体。もっと広い世界なんだ」

と胸を張るのです。たしかに医学の進歩のためにも研究は大切です。しかし、

「患者さんのため、世の中のために労を惜しまず働く」

という信念を持ち数多くの手術に臨んできた私から見れば、彼らが口にする研究なんて自己満足にすぎないものだと思えます。ところが、彼らからすれば、「患者なんて誰が診ても同じだ」と思えてしまう。互いの思いの隔たりは大きいのです。

たしかにひとつの「症例」としてとらえれば、同じなのかもしれません。しかし、患者さんも症状も十人十色です。１００人の手術を行っても、ひとつとして同じものはありません。

そうした意識を持っている彼らが、医師として診察や治療にあたっているケースもあります。そういう医師にだけは患者さんを診てほしくありません。患者さんの立場で考えてみても、ものすごく勉強ができて知識がどれだけ豊富でも、患者さんへの思いや、技術が不足している医師に手術をしてもらいたいとは思わないでしょう。

外科医になりたての頃は患者さんを助けたいという情熱が先行して、技術が50パーセント、アフターケアが50パーセントくらいの感覚で手術を行っていたように思います。心のなかでは、

「とにかく患者さんの命を少しでも長くなるようにできればいい」

という思いでやっていました。しかし、ここ10年の思いは、

「それは当たり前、最低限のことで、患者さんのその後の生活をより長い間、快適に導いていかなければいけない」

と考えるに至りました。それを実現させるためには、常に医療の現場に立っていなければ

ばなりません。それは私にとって妥協のない「闘いの場」であるのですが、その場に立てなくなったら、医師としては終わりだと思っています。実際の臨床現場では「誰が診ても同じ」ではありません。だからこそ、自分を本当に必要としてくれる患者さんがいる場所を見つけていきたいのです。

救えなかった命に医師はこう向き合っている

毎年、初夏の頃になると思い出す患者さんがいます。「さっちゃん」という20歳の女性の患者さんです。

私は33歳で、千葉県鴨川市にある亀田総合病院の心臓血管外科に勤務していました。亀田に来て4年目の頃でした。そこに、当時20歳だったさっちゃんがご両親に付き添われながらやって来ました。千葉県代表として国体で活躍した軟式テニスの選手でしたが、心臓に悪性腫瘍《あくせいしゅよう》が見つかったのです。「肉腫《にくしゅ》」と呼ばれるいわゆる心臓のがんでした。

心臓の肉腫はきわめてめずらしい病気で、原発性《げんぱつせい》の発生頻度は2000人にひとり未満といわれています。胸痛や呼吸困難から、不整脈《ふせいみゃく》、心膜炎《しんまくえん》などの症状が表れ、心不全を合併する場合もあります。抗がん剤が効きにくく、ほかの臓器に転移すれば命にかかわる可能性も高いため、経過もなかなか厳しい。当時は手術で腫瘍を切除することが治療の第一歩でした。

「さっちゃんが生きるために、われわれはどうすべきか……」

まだ20歳の女性が命の危機に直面している。私がやらなければ誰がやるのか。そんな強い使命感に駆られていました。

そもそも、心臓の肉腫は外科医の手だけで完治できるものではありません。それでも、「腫瘍をすべて取り除けば、その後の化学療法や放射線治療で延命できたケースがある」という文献を見つけ、手術をすることで少しでも予後をよくしたいという思いがありました。

「生きる」ために死力を尽くす

じつはその1カ月ほど前、当時の上司が執刀した同じような心臓の肉腫の手術に助手として参加していました。しかし、開胸してみると深刻な状態で、腫瘍を取り残したまま途中で手術をあきらめる決断が下されたのです。その患者さんは、術後2週間ほどで呼吸困難が進み、心《しん》タンポナーデを起こしてショック状態となり、亡くなりました。心タンポナーデとは、心臓と心臓全体をおおっている心外膜《しんがいまく》の間に体液がたまることにより、心臓の働きが急激に低下する状態です。まだ15歳くらいで、手術の傷痕も癒《い》えていないような状況で息を引き取ったのです。

何もできずにただ看取るだけだった私は、それまで感じたことのない敗北感を味わいました。そんな苦い経験はもう二度としたくない。「生きる」という明かりを見つけられるようにするためにも、死力を尽くしてでも、さっちゃんの腫瘍をすべて取り除こうと意を強くしてメスを握りました。

しかし、いざ開胸すると想像以上に悪い状態でした。心房《しんぼう》にへばりつくように腫瘍がいくつも点在していました。

それでも、絶対に取り残すわけにはいきません。切除を進めた結果、心臓の下部にある左右の心室《しんしつ》と弁しか残すことができず、上部にある左右の心房はほとんどなくなりました。

そのため、人工材料を用いて心房を再建して心室とつなぎ合わせ、肺静脈《はいじょうみゃく》も再建しました。あとは、人工心肺装置につないで止めていた血流を再開させれば出口が見えてきます。ところが、血流を戻して心臓が動き出した矢先に大出血が起こってしまったのです。

すぐに生血《なまけつ》による輸血が必要でした。止血に必要な血小板《けっしょうばん》の乏しい保存血や成分輸血製剤と違って、生血には新鮮な血小板が多く含まれていて、出血を抑える作用が備わっているからです。赤十字血液センターの血液製剤は大量出血に対して止まりにくい傾向があったうえ、緊急手配を待っている時間はありません。

「健康な人を、すぐに何人も集めなければならないぞ……」

そこで思いついたのが、病院から30分くらいのところにある海上自衛隊のヘリコプター基地です。館山航空基地に連絡を入れ、若い隊員のみなさんに献血をお願いしました。すぐさま30名の隊員の協力を得られ、全身の血液を入れ替える量の輸血が行えたのです。やがて出血は止まり、8時間に及んだ大手術が終わりました。さっちゃんは手術を無事に乗り切り、退院して行きました。

手術でできた家族との1年

ところがその半年後、腫瘍の遠隔転移が見つかったのです。それでも、さっちゃんの体調は良好で、とても元気そうだったといいます。新車に乗り換えたいという意欲も見せ、母親からは「娘にクルマの運転をさせてもよいでしょうか」という連絡もいただきました。心臓の肉腫が転移した場合、予後はきわめて深刻です。私は、

「どうか好きなことをさせてあげてください」

と答えたことを覚えています。

脳に転移が見つかってから約3カ月後の初夏、さっちゃんは亡くなりました。手術を執刀した当時の私は医師になって6年目で、心臓手術が100例を超えた頃でした。一人前の外科医になったといえるようになってから、はじめて亡くした患者さんです。手術中の死亡ではなく、その後は10カ月くらい元気に過ごされていたのですが、それでもさまざまな思いが残りました。

あのタイミングで手術をしなければ、さっちゃんはあと1カ月くらいの命だったでしょう。それが1年弱とはいえ、家族との思い出や人生の区切りをつける時間をつくることができたのではないかと思うのです。

結果を出せなかった患者さんの顔が浮かぶ

娘さんに先立たれるご両親のショックは計り知れないほど大きなものですが、それ以来、最善を尽くしてやれることはすべてやって、それでも亡くなられた患者さんのご家族には、「患者さんの分まで元気に長生きされてください」と、すんなり口に出せるようになりました。

千葉で農業を営まれているご両親は80歳を超えた今も健在で、かれこれ30年以上交流が続いています。夏はメロン、秋になるとお米と、自分たちで育てたものを送ってくれます。まだまだお元気で長生きされることを願っています。

じつは、さっちゃんの亡くなった日は、私が妻と入籍した記念日でもあります。そんな不思議な縁もあり、毎年この季節になるとさまざまな思いが去来します。さっちゃんはもちろん、命を託されながら、望まれた答えを出せなかった患者さんたちの顔がどんどん頭に浮かんでくるのです。そして、心臓外科医としての自分の原点のようなものを思い出すのです。

「託された命」という使命感が医師を強くしていく

私は、ご高齢の方の治療をとりわけ厚くしています。

80代、90代の患者さんというとリスクの高い手術になることが多く、よその病院で「手術は難しい」と断られて、私を頼って来られる方もいます。その世代の方々は、戦争で人生を翻弄されてきた方がやはり多い。苦労をされてきた方々が、今また不条理にも病気になり、私の前に来ているのです。

「ちゃんと治して元の生活に返してあげなければ……」

と、私はいつも強く思ってきました。その結果、どうすればリスクが下がるかを追求し、私たちの手術自体を強くしていったのです。

先の戦争で生き残った方が患者さんであった場合などは、

「しっかり手術して、必ずもう一度、健康的に暮らせるようにする」

そんな使命感がさらに高まるのです。

戦後にも不条理なことはありました。まだ上下水道などが整備されておらず公衆衛生が不十分だった時代には、汚染された井戸水を飲んだことなどから、ピロリ菌感染による胃がんで亡くなる患者さんがたくさんいました。

当時の医療では助けられないケースも多く、「なんでウチのお父さんがこんな目に遭わなきゃいけないの……」と嘆き悲しむご遺族をたくさん見てきました。患者さん自身の不摂生がたたった病気ではないだけに、家族はなおさら不条理さを感じていたことでしょう。

心臓外科医である私には、がんの患者さんを救う手立てはありませんでしたが、そうした光景を目にするたびに、「少なくとも、自分の領域である心臓疾患の患者さんはなんとかするんだ」という思いを強くしました。その思いが自分を成長させてくれたのです。

だから、私の前に来た患者さんは絶対に治してあげたいのです。自分に「託された命」なのですから。

先天性疾患で突然死を招きかねない病気もある

最近も、そうした使命をあらためて強く感じさせられた手術がありました。「マルファン症候群」という先天性遺伝子疾患がある30代の男性の再手術でした。

マルファン症候群は、遺伝子の異常によって全身の結合組織が脆弱《ぜいじゃく》になり、大動脈を構成する壁の構造も弱く、大動脈解離《だいどうみゃくかいり》（解離性大動脈瘤《かいりせいだいどうみゃくりゅう》）や大動脈破裂《だいどうみゃくはれつ》を発症し、「若くして突然……」という死のケースもある病気です。突然死を防ぐためには、すべての大動脈を段階的に人工血管に置き換える手術を行っていく必要があるのです。

男性は、まだ20代のときに私が最初の手術を行ったのですが、再手術の1年前に再び大動脈解離と判明しました。幸い緊急性の高い心臓に近い上行大動脈《じょうこうだいどうみゃく》の解離ではなく、「スタンフォードB型」と呼ばれる下行大動脈《かこうだいどうみゃく》にかけての解離だったため、緊急手術の必要はありません。経過を見つつ、動脈の内腔《ないくう》が裂けてできた偽腔《ぎくう》の〝こぶ〟が大きくなってきたことから再手術となったのです。

手術では、人工心肺装置を使って血液循環を止め、解離を起こしてしまった血管を人工血管に取り換えます。開胸し、心臓の正面から手を入れて血管を追っていきます。通常であれば、手が届く7～8センチのところに人工血管をつなぐのですが、その患者さんは解離によって、7～8センチ部分の血管が太くなっていたため、そのままでは人工血管の直径に合いません。そのため、太くなった血管の表面を剥離《はくり》して細くする必要がありました。

難手術になっても、患者さんのためになる道を選ぶ

血管の剥離は繊細な作業が求められ、皮1枚でも剥離しすぎてしまうと、血管がボロボロになり出血が止まらなくなってしまう危険があります。そのため、7センチより少し手

前のところに人工血管をつなぐ〝妥協の選択肢〟もありましたが、そこで私は考えました。

手前につなぐデメリットは何か。人工血管の耐久性が落ちてしまって早い段階で再びトラブルを起こし、さらなる手術が必要になる可能性が高くなります。

いっぽう、太くなっている血管の表面を剝離していきながら、7〜8センチのところまで到達できれば、解離の再発が起きたとしても、次の治療までに時間的な余裕ができますし、再手術での処置もやりやすくなります。どちらが患者さんのためになるかは明白でした。まだ若い方でもあります。そこで私は、太くなった血管を剝離することを選びました。

心臓を止めている時間が3時間30分、全体では8時間近くかかった難易度の高い手術でしたが、無事に手術は終わりました。

手術後、疲れがドッと出て、体中がこわばってバキバキになっていました。それくらい集中していたうえ、大量のアドレナリンが放出されて普段以上の力量が出ていたのだろうと思います。

心臓血管の再手術で何より重要なポイントは、

「いかに丁寧に処置して手術を早く終わらせるか」

にあります。手術時間を優先しても、安易に処置してしまうと、早い段階で次のトラブルが起こりやすくなるからです。

私自身の経験による持論では、少なくとも、「術後7年は再手術が必要にならない状態」にしておくことが肝心です。7年たてば、細胞が傷を修復しようとして必要のない部分までくっつけ合ってしまう癒着《ゆちゃく》の状態も安定するのです。経験が豊富な医師であれば、癒着を剥離して手術し直すことにも怖さはありません。

7年持つ手術のために努力し工夫する

また、7年という期間は、ほかの心臓手術の場合でも再手術を受ける目安になります。心臓弁膜症で僧帽弁を生体弁に交換したケースでは、生体弁が劣化して再交換が必要になるのが早い人でおおむね7年です。冠動脈バイパス手術でも、脚の静脈をバイパス用の血管として使用した場合、早い人は7年でバイパスが劣化してきます。

こうしたことから、手術を受けてから7年間問題なければ、その後に起こった病気は〝新しい病気〟であると、私は認識しています。

もちろん、より耐久性のある医療材料を使ったり、医療材料が劣化しても再交換の際に開胸しなくて済むような方法で処置を行い、なるべく1回の手術で天寿をまっとうできるような努力と工夫は常に心がけています。ただ、そうした処置がどうしてもできない場合は、「7年おきの手術」を目安にしているということです。託された患者さんの命に向き合うとき、私が重視しているポイントでもあります。

話が戻りますが、前項で紹介した「さっちゃん」のような巨大な心臓肉腫の患者さんと出会いました。もう出会うことはないだろうと思っていたほどの大きさの肉腫に、再び遭遇したのです。というよりも、無我夢中で手術してもう一度同じ手術をするだけの自信がなかったので、心のなかでは出会いたくないと念じていたのかもしれません。

しかし、その30代の若い患者さんは、再手術の依頼に私のもとを訪れたのでした。その4カ月ほど前に受けた手術では、腫瘍は不完全な摘出であったため、強力な化学療法を受けてはみたものの、再発してしまったのです。すでに腫瘍は心房内を占拠するような様相で、全身状態もきわめて悪くなっていました。

自分のなかでそっとしまっておいた弱気とさっちゃんへの思いを、勇気に変えなければならない日がきたのです。さっちゃんが背中を押してくれているように感じました。

「先生ならできるよ。治せるよ」

と——。難しい状態で腫瘍をすべて取り切らなければ、この患者さんの先の人生はありません。丁寧な癒着剝離とこれまでの経験・技術を駆使し、見える範囲ではほとんど問題ない状態で腫瘍はすべて摘除することができました。心臓の状態も安定して退院されました。たぶん、さっちゃんだけでなくご家族も喜んでくれていると思います。

命に向き合う努力を軽んじる医師は許せない

心臓手術の大きな柱のひとつが、冠動脈バイパス手術です。心臓に新鮮な血液を送り、心筋《しんきん》に必要な酸素や栄養素を届けている冠動脈が細くなったり詰まったりしてしまうと、心筋梗塞や狭心症といった虚血性心疾患が引き起こされます。そこで、狭くなった血管の代わりとして、ほかの場所にある別の血管を使ってバイパス（迂回路）をつくり、十分な血流を確保できるようにする手術です。

かつての冠動脈バイパス手術は、血管を人工心肺装置につなぎ、いったん心臓を止めて処置するのが一般的でした。しかし、私は心臓を動かしたまま行う「オフポンプ術」を誰よりも早く取り入れたのです。日本ではまだほとんど行われていなかった1996年から取り組み、2000年頃からは可能な限りの冠動脈バイパス手術をオフポンプ術で行っています。

心臓の拍動を止めている時間が長ければ長いほど、患者さんが受けるダメージは確実に大きくなります。逆に心臓を止めずに手術を行えば、患者さんの負担が軽減され、術後の回復も早くなるからです。

手術のレベルを高めたのは、患者さんへの思い

以前の冠動脈バイパス手術は〝賞味期限〟がありました。初回の手術を受けたあと、どこかのタイミングで必ず再手術や再治療が必要でした。当時は虚血性心疾患の原因である動脈硬化の進行は止められないと考えられていて、手術は「その時点で命さえ助かればそれでよし」という応急的な処置とされていたのです。しかし、それから「スタチン」などの優れた抗コレステロール薬が登場して動脈硬化の進行を抑えられるようになり、われわれ心臓外科医も手術を進歩させるために力を注ぎました。

オフポンプ術だけでなく、どの部位の血管をバイパスに使えば長期にわたって傷みが少ないのか、将来的にバイパスとした血管が傷んだとしても、どの場所に使えば心臓全体に影響を及ぼさずに済むのか――。そうした試行錯誤を繰り返し、現在の冠動脈バイパス手術は、初回であれば30年近くは持つようになりました。実際、25年前に冠動脈バイパス手術を行った患者さんの心臓の画像を見ると、今もきれいです。60歳前後で手術を受ける患者さんにとっては〝一生もの〟の根治手術になったのです。

冠動脈バイパス手術をそこまでのレベルに高めることができたのは、患者さんひとりひ

とりにしっかり向き合い、預けられた命を患者さんが望む一番よいかたちで返すために努力を重ねてきたからです。その結果の進歩だったのです。

医学生の医学教育費はひとり1億円強。その大半は国の公費

私が医学部に入学した1970年代後半に比べ、今は医学部の定員が増えています。さらに少子化によって受験者数が減っているので、われわれの世代よりも20倍くらい医学部へ入学しやすくなっています。加えて、研修医制度も大きく変わり、一人前になるまでの待遇や道のりが楽になっているのです。

しかし、自分ひとりの力で医師になれるわけではありません。今の学生は医学部に入学して医師になるまでの過程で公費が投入されています。

私立大学の場合、6年間の医学教育費は学生ひとりあたり約1億1000万円かかっています。6年間の学費が約2000万円の大学では、9000万円が公費でまかなわれている計算になります。国公立大学の場合は授業料が6年間で約320万～385万円と低額な分、さらに多くの公費が使われています。医師は国民の税金に支えられて育成されているのです。

こうしたことを考えると、医師は「患者さんのため、世の中のために労を惜しまず働い

て恩返しをする」という意識を持つのは当然で、優れた実力であったから医師になれたということとは別の問題になるわけです。

私自身は3年の受験浪人生活を送ったので、周囲の支えを人一倍感じてきましたから、ずっとそういう気持ちで患者さんの命に向き合ってきました。そのおかげでさまざまなものを託され、自分を成長させてくれたと思える出会いや経験があったことで、一人前の医師になれたと思っています。

だからこそ、若手医師たちには、権利や自己主張をする前に、患者貢献という私と同じような思いやビジョンを持って、邁進《まいしん》してほしいのです。

先を読んで常にアクションを起こす医師が必要だ

医師は目の前の患者さんの治療に対処するだけではなく、常に「先を読む力」が必要です。こういう処置をした場合、半日後、1日後、1カ月後にはこんな状態になる……という予測ができなければ、医師の仕事とはいえません。

学力優秀で輝かしい学歴であっても、ただエリートコースを歩んできただけの医師は、私の接してきた限りですが、こうした先を読む力が身についていないケースが少なくありません。先読みをせずに目の前のことをこなしているだけでも、それなりのキャリアを積めるからです。そこその努力だけで地位も報酬も手に入る環境に安住しているのです。対して、三浪で日本大学出身の私が、東京大学を卒業したようなエリート医師を向こうに回して患者さんの信頼を得るためには、なおさら先を読む力が欠かせません。この治療をすればどうなるのか、その結果から次に何をすればいいのか……患者さんのために常に先を見《み》据《す》え、備える力が必要になります。

「PDCA」というビジネス用語があります。「Plan（計画）」→「Do（実行）」→

「Ｃｈｅｃｋ（評価）」→「Ａｃｔｉｏｎ（改善）」のサイクルを繰り返し行うことで継続的な業務の改善をはかるためのマネジメント手法です。１９５０年代に、米国の統計学者ウィリアム・エドワーズ・デミング博士とウォルター・アンドリュー・シューハート博士によって提唱された概念で、今も多くの企業で活用されています。高学歴のエリート医師の多くは、「Ｃ」までは実践できているのですが、最後の「Ａ」までいっている人は少ないと感じます。そこまでやらなくても、そこそこいい点数を取れてきたからです。

エリート医師はアクション以外は周囲がお膳立て

医学の世界は今も歴然とした学歴社会です。王道である旧帝国大学系大学出身の医師たちは、「Ｐ」「Ｄ」「Ｃ」までは周囲が支えてお膳立てしてくれます。しかし、最後の「Ａ」は自分で動かなければなりません。エリート医師はそれが怖いから避けているのでしょうか。

ですから、私は必ず「Ａ」まで実行するように心がけています。これまで学んだことや経験から先を読んで導き出した計画を実行し、その結果を確認する。成功ならばより確実な根拠となり、仮に失敗したとしても「なぜうまくいかなかったのか」を徹底的に究明するのです。次に備えて対策を講じて行動しておけば、同じような場面に遭遇しても同じ失敗を繰り返すことはなくなります。

つまり、エリートではない私が次のステージに上がるためには、常に「A」まで実行しなければならないのです。そこそこの及第点で満足してしまう医師が増えれば、患者さんにとっては大きなマイナスです。先を読んで「アクション」まで実行できる医師が求められます。また「A」の成功確率を高めるために、経験やエビデンス（根拠）を最大に活用する積極性が欠かせません。成功への確信と少しの不安を消し去るための十分な準備や勇気が、それをあと押ししてくれます。

中高一貫の進学校が増えて、そのなかでも名門といわれる進学校では成績が優秀であればあるほど、医学部を狙う傾向がますます強くなっているように聞きます。命に向き合う志があるのであれば大変結構なことですが、

「成績がいいから、医学部を狙うべき……」

と、うながされ、医師になっただけという人物も少なからずいるのは残念なことです。そうしたことで医師になった人は、おそらく自分からはアクションを起こさない気がします。学歴社会の医師の世界にいれば、あえて勝負をするようなことも必要ないからです。

私からすれば、名門進学校で医師を目指さない人物のほうが、将来、ずっと勝負していくのだろうと思います。少なくとも、自分でレールを切り拓こうとしているのですから。

功なり名を遂げることと、人を救うことは別

自分のなかでやるべきことをやりきったわけではなく、納得いかないまま幕引きせざるをえなかった医師がいます。

とくに大組織の大学病院などに長く勤めた医師などはその典型かもしれません。医師としての思いよりも、組織の事情で地位や働き先が変わり、やがて年齢とともに次の職務へ変わるのはよくあることです。気がつけば、医師とはいえないような管理の仕事に就いたり、ご意見番のような立場で、医師を引退していく人もじつは多いのです。

「功なり名を遂げても、医師として本当に人を救えたのだろうか……」

「天野先生をまぶしい思いで見ています。負い目さえある」

ある高名な先生が現役を退くとき、そんな思いを打ち明けられたことがあります。お立場上、やりたくてもできなかったという心情が伝わってきました。

もちろん、どんな職業でも同じように志半ばで身を引いてしまった人は大勢いるでしょうし、よくある話かもしれません。しかし私は、同じ医師として、残された時間を自分で

納得できないかたちで過ごすことだけはしたくありません。

大学教授として定年があることは理解できます。ただ、医師としての道、すなわち「医道」の終着点とは別だという思いがあります。「はじめに」で述べたように、私は自分を必要としてくれている患者さんと出会う最後の場所を探したいのです。治療によって健康的な生活を取り戻し、患者さんも家族も自分も笑顔になれる……自分の原点ともいえる「場」に最後までいたいと思っています。

自分が頭に描いている理想的な治療が実現できたときは、すがすがしい疲労感を味わうことができます。このときの達成感は、何物にも代え難い自分へのご褒美です。

ひたむきに努力する者には褒美が待っている

私が大切にしている「一途一心《いちずいっしん》」という言葉があります。ひとつのことにひたむきに取り組み、ひたすらコツコツと努力を重ねる。そうやって一途一心に自分の道を歩み続けていると、いつもの自分ではとてもできないようなことができたりするときがあります。ひたむきに努力を重ねた者には、いつかご褒美を手にする日がやってくる――という思いです。

そんな医師観を私は実感しています。上皇陛下の手術を執刀させていただいたことも、冠動脈バイパス手術において、いち早くオフポンプ術を取り入れて、一途一心にやってきたなかで与えられたとても得難い貴重な機会でした。

もうひとつ、「あきらめない心」という言葉も大事にしています。患者さんから託された命を絶対にあきらめない、健康的な生活を取り戻してもらうことを決してあきらめない……そんな思いが込められています。そのために不可欠なことは、

「今できることを全力で行う」

ここに尽きるのです。

死力を尽くすと結果がついてくる

どんな局面でも最後まであきらめないことは、医師として命を預かる以上、ゆずれない一線です。そのために死力を尽くすことが医師の使命だからです。そうしていると、不思議なことに結果はついてくるのです。それを身をもって体験したことがあります。

「がんばることは無駄ではない……」

ということを若い医師たちに、きちんと伝えるために、私は機会あるたびに、ある患者さんとの出来事を話しています。

医師になって9年目のことですが、私は、3つ目の病院に勤務していました。千葉県松戸市にある新東京病院です。私が心臓外科医として一本立ちした亀田総合病院をやめてからお世話になった病院ですが、心臓血管外科が新設された年からほぼ10年間、外科医として3000例近い心臓手術に臨んだ場でもあります。心臓手術での目覚ましい実績は全国にも知れ渡り、各地から患者さんが集まる病院になりました。

その新東京病院時代に行った、68歳の男性の冠動脈バイパス手術での出来事です。

「68歳か……。手術死亡のもっとも多い年齢だったなあ」

前にいた病院での記憶ですが、ふと年齢のことが気になりました。

そのIさんという患者さんは、中部地方の病院から転院して来られた方でした。冠動脈の4カ所に支障があり、合計4本のバイパスをつくる大がかりな手術で、当時は人工心肺装置を接続して心臓を止めた状態で処置していました。その手術中、人工心肺装置に大動脈をつないでいるとき、いきなり血管が裂ける大動脈解離が起こったのです。たちまち大出血、あたり一面は血の海となりました。

大動脈解離は大動脈の血管壁《けっかんへき》が裂ける病気です。心臓から全身に血液を送る体の中でもっとも太い血管で、直径は2〜3センチもあります。血管は三層構造になっていますが、動脈硬化などにより傷ついた内膜《ないまく》の一部に亀裂が起きて、血液が中膜《ちゅうまく》に流れ込み、大動脈の一部が膨らんで〝こぶ〟のようになってくるのです。急性期には、この〝こぶ〟なしで、なんの前ぶれもなく起こることもある怖い病気です。

16時間、死力を尽くした結果……

胸部を切開したときに心臓の周りのチェックから始めますが、そのとき大動脈の付け根付近の色の変化に気がつきました。ただ、それが大動脈解離につながる兆候とは見えず、人工心肺装置につなごうと大動脈を鉗子《かんし》で持ち上げた瞬間の大出血でした。

大動脈解離自体の処置は経験していましたが、まだ経験が浅かったこともあり、ほかの手術中に遭遇したこともありません。

「やってしまった……。どう対処すればいいんだ」

と焦るばかりでした。

当時は効果的に止血する薬剤や医療材料もまだなかったため、必死に記憶をたどりながら、医学の初歩の初歩といえるような止血の処置を繰り返し、裂けた部分をどうにか人工血管に置き換えて、本来のバイパス手術に取りかかりました。

それでも、血圧は60（㎜Hg＝ミリメートルエイチジー）台まで低下したまま回復の兆しはありません。朝9時にスタートした手術は16時間を超え、時刻は深夜1時を回っていました。

幸いにも、手術で設けた4本のバイパスの血流はすべてしっかり流れています。一緒に手術に臨んでいたもうひとりの医師も自分以上に疲労困憊《ひろうこんぱい》していました。そこで彼に私から次のような提案をしたのです。

「ここまでやれることをやったんだから、いったん手術を終わらせてその後のケアは看護師にまかせ、今日はゆっくり寝たほうがいい。明日状態が少しでもよくなっていたら、また対処法を考えよう」

実際、手術を終えて時間がたってから状態が持ち直す患者さんは少なくありません。回復さえすれば、その時点から次の手が打てるケースがあるのです。

「今できることはすべてやった。あとはＩさんの回復力を信じるしかない――」

一瞬、「術中死」さえ頭をよぎったが……

思えば私の判断ミスから招いた結果でもありました。祈るような気持ちで胸を閉じ、投薬を続けながら、ＩさんはＩ手術室からＩＣＵ（集中治療室）へ戻りました。

依然として血圧は低いままでしたが、低いなりに安定していることは、深刻な危機を脱する兆しと思えます。その瞬間、ドドッと一気に力が抜けて、強烈な眠気に襲われました。

翌朝、手術着のまま仮眠室で寝ていると、看護師が起こしに来たのです。

Ｉさんは劇的に回復されていました。出血は止まって血圧も戻り、心臓にも問題はありません。結局、その後は再び手術することなく、Ｉさんはひと月後に退院されて行きました。少しだけ片ほうの脚を引きずる様子はうかがえましたが大きな後遺症はありません。

手術中は一瞬、「術中死」という最悪の事態も頭をよぎった患者さんでしたが、まさに奇跡的な回復でした。「果報は寝て待て」ということわざを、このときほど実感したことはありませんでした。

手術の20年後に天寿をまっとう

それから20年ほどたったのち、ひょんなことからＩさんの名前を聞く機会が訪れました。Ｉさんの入院時の担当看護師と久しぶりに再会したときです。

「あのときのＩさんですが、３年ほど前に脳梗塞《のうこうそく》で亡くなったんですよ」

と伝えられたのです。その看護師はＩさんが退院したあともご本人やご家族と親交を続け、亡くなった際には、ご家族から手紙をいただいたといいます。

心臓手術を終えて地元に戻ったＩさんは、しばらくしてから胆管《たんかん》がんを発症したそうです。胆管というのは肝臓《かんぞう》でつくられた胆汁《たんじゅう》を十二指腸《じゅうにしちょう》まで運ぶ管で、胃のすぐそばを通っています。Ｉさんの冠動脈バイパス手術では、胃の周囲を通る胃大網動脈《いだいもうどうみゃく》を採取して、バイパス血管の１本として使っていました。そのため、胆管がんの手術をするとなると、バイパス用に採取した部分をしっかり特定して、傷つけることなく手術をしなければなりません。難易度が高い手術といえます。

死力を尽くして命をつなぐことの意味

もし、冠動脈バイパス手術を行う際にＩさんが胆管がんを患っていて、いずれがんの手術が必要になることがわかっていれば、胃大網動脈をバイパスとして使う選択はしていませんでした。しかし、そのときはしっかり冠動脈バイパス手術をして心臓を治すことが最優先でしたし、まさか将来、胆管がんになるとは考えてもいませんでした。それでも、Iさんは胆管がんの手術も乗り越えて、85歳の天寿をまっとうされたのでした。

胆管がんの外科治療で素晴らしい成果をあげていた優秀な外科医と出会ったことが幸運でした。最初の心臓手術でわれわれがあきらめずに死力を尽くしたことが命をつなぎ、のちに胆管がんの手術を行った外科医が、その〝バトン〟をしっかり受け取ってくれたのです。

医師にとって欠くことのできない資質は、どんな場面に遭遇しても、死力を尽くすということなのです。

「今できることを全力で行う」

「そうすれば結果は必ずついてくる」

Iさんは、私に「あきらめない心」の大切さを教えてくれた患者さんのひとりです。

医師の力は2割、8割は看護とリハビリで回復する

心臓病の治療はチームの総合力で取り組むものです。私はかねてからその重要性を痛感してきました。手術では、執刀医のほかに第一助手、第二助手が入り、さらには麻酔科医が2名、臨床工学技師が2名、看護師が2名、施設によっては病理医や薬剤師が加わる場合もあります。手術が終わったあとも、リハビリを担当する看護師、理学療法士や作業療法士といったスタッフの力が欠かせません。執刀医だけでなく、チーム全体のレベルが低ければ万全の治療は望めないのです。

手術の前後や術中に、これまで何度となくチームに支えられてきましたが、2019年の年末にもあらためてその重要性を再認識させられる出来事がありました。感染性心内膜《かんせんせいしんないまく》炎《えん》による細菌の付着で大動脈弁《だいどうみゃくべん》が破壊されていた80歳の男性、Hさんの手術です。

Hさんは東北在住で、とある大学病院で治療を受けていましたが、ハイリスクなため手術は不可能だと判断され、私のところに紹介状が送られてきたのです。

添えられていた診療情報提供書を見てみると、病状の進行度に加えて腎臓《じんぞう》や肝臓《かんぞう》の数値

も悪く、ほぼベッドに寝ている様子で、おひとりでは日常生活を送ることができない状態でした。一緒に検討に加わっていた心臓血管外科の医局員たちも、

「この状態では、手術をしても回復は見込めないと思います」

そんな意見が大半でした。

頼られればむげにはできない

ただ、私はご本人やご家族がどんな思いで私に託してこられたのかを考えていました。まして、ほかの病院で手術を断られたに等しい患者さんです。頼られた以上、むげにはできません。それも医師の務めです。そこで、ひとまず東京で暮らしている50代の息子さんにお話をうかがうことにしました。お会いした息子さんは、

「父にはもう一度、元気になってもらいたい。普通の生活を取り戻させてやりたい」

と切望し、こう尋ねられました。

「……死亡率がすごく高い手術だと言われたのですが、実際のところどうなのでしょうか」

患者さんのご家族としてはもっとも知りたいところです。

大動脈弁は、心臓の左心室《さしんしつ》から大動脈へ送り出す血液の流れを調整している弁です。その弁が細菌により破壊されたということは、感染により全身状態もよくありません。加え

て、Hさんの病状は、破壊された大動脈弁を単純に人工弁に交換することができない状態で、「ベントール手術」が必要でした。この手術は、大動脈基部置換術《だいどうみゃくきぶちかんじゅつ》とも呼ばれ、人工弁がついた人工血管への置換と、心臓の表面を走る冠動脈もその人工血管へ直接つながなければなりません。これらを同時に行うもので、大動脈基部と大動脈弁をそっくり人工のものに取り換える大がかりな手術です。

とはいえ、技術的にはそこまで難しい手術ではありませんし、私自身の経験では、これまで多くの方が回復されてもいます。ただ、問題はHさんの現在の全身状態です。「明らかに全身状態がよくなく、その後の回復は本人のお力に委ねざるをえないでしょう」そうお話をしました。それでも、息子さんは「ぜひ手術をお願いしたい」と強く希望されたのです。

回復には看護師の協力と十分な人員がいる

手術は間違いなくできるのですが、先にも述べたように心臓病の回復は、手術だけでは完結しません。Hさんが日常生活を取り戻すためには、術後のケアやリハビリが欠かせないからです。何よりも看護の力が必要です。ご家族の希望を受け、私は普段から信頼している看護師長に相談してみました。私はHさんの現状を伝え、こう尋ねました。

「手術後にベッドから出て歩行できるようになり、リハビリに取り組むところまでたどり着くには、かなり多くの看護師の手が必要になるケースです。

病棟が比較的あいている、患者さんの少ない時期に手術をするから、その後の看護をしっかり引き受けてもらえないだろうか。その間に〝立ち上がり〟の段階まで進めば、順調に回復できると思っています。どうでしょう？　もちろん手術は、年末年始の手術の少ない期間を利用して完璧《かんぺき》に終わらせますから……」

すると、看護師たちからも前向きな返事が戻ってきたのです。

「先生がそこまで言うのなら、私たちはやりますよ」

私は、この言葉で手術することを決断できたのです。

最終的な手術判断は患者さんの「目力」

最終的にHさんは、順天堂医院に転院していただいたうえで、実際の状態を診てからの手術判断となりました。転院後も全身状態のデータがあまりよくありません。ただ、光は見えました。東北の病院から東京まで移動できたこと自体、まだ余力があるということでもあります。つまり、移動できた今が術前としてはもっともよい状態だともいえます。

そこで、チームのスタッフとHさんのところまで様子を拝見しに行きました。すると、

Hさんの「目」がすごくしっかりしていたのです。これは持論なのですが、患者さんの「目力《めぢから》」は、回復できるかどうかの大きな判断材料のひとつになります。

「〝生きたい〟という意思表示をあれだけ強く目に現せる人なら、絶対にうまくいく」

はからずもスタッフからそう確信する声があり、翌日に手術を実施することを決めました。

結果、Hさんの手術は無事に終わりました。看護チームの尽力で予定していたケアもしっかり行うことができ、順調に回復されたHさんはリハビリ施設に移って行かれました。今は不安のない日常生活を取り戻すことができていて、本人はもちろんご家族にも大変喜んでいただけました。

Hさんのように手術そのものは大きな問題がなくても、術後管理が回復のカギを握っているケースは少なくありません。その場合、回復のために重要な要素は、手術が2割くらいで、看護やリハビリなどの術後のケアが8割を占めます。

極端な言い方をすれば、回復のために医師の力でできることは2割ということです。こうしたチーム医療の側面を尊重する医師こそ、今の医療現場では求められています。

外科医はもはや医療の主役ではない

今の時代、外科医はもはや医療の主役ではないと感じています。
手術を手がける外科医は、野球でたとえるなら、近年メジャーリーグで採用されている「オープナー」のような存在かもしれません。

本来はリリーフで起用される力のある救援投手が先発し、上位打線を相手に1、2回を投げ切り、下位打線に回る3回から本来の主戦投手が登板する継投戦略で、オープナーは1、2回をきっちり抑えて相手の勢いをそがなければなりません。

前項で紹介したHさんの手術では、私がオープナーで、術後の看護やリハビリを担当したチームが主戦投手なのです。

もし、看護チームが、「私たちだけでそこまでのケアは難しいです」という答えだったら、その時点で手術はしていませんでした。

「もう少し患者さんのコンディションをよくしてから、あらためて手術を考えてみようか」という判断をしていたでしょう。

「チーム医療」という言葉をみなさんも何度となく耳にされたことがあると思います。往々にして、医師が主導して組織するひとつのユニットだと思われていますが、決してそうではありません。誰かひとりがリーダーとして固定されているのではなく、医師、看護師、リハビリに携わる作業療法士、理学療法士はじめ、スタッフがそれぞれの担当するパートでリーダーとなり、プライドを持って対応にあたるかたちがチーム医療だと考えています。

新型コロナでわかった医療従事者の専門性

2020年は新型コロナウイルス感染症のパンデミック（世界的大流行）という、これまでわれわれが経験したことのない事態に見舞われました。

そうした未知の状況によって、これまであまり陽《ひ》が当たっていなかった医療従事者の存在も「エッセンシャルワーカー」としてクローズアップされるようになったのです。人々の生活にとり、必要不可欠な仕事をしている人たちです。

感染を診断するには検査技師が重要ですし、CT検査でもしっかりした画像を撮影して提供するスタッフが必要です。救急対応ができる看護師がいなければ、新型コロナ感染の疑いのある患者さんが搬送されて来ても対処できず、患者さんは医療機関をたらい回しにされてしまいます。

さらに、重症化した患者さんの治療で最後の切り札とされるエクモ（体外式膜型人工肺）による治療があります。これは、患者さんの肺を休ませ、回復を待つ治療ですが、医師、看護師に加え、臨床工学技士がかかわります。

過酷な環境下でそれぞれの職種のスタッフが大きくしっかり役割を果たし連携していることで、

「自分がいなければ患者さんは救えない」

という使命感とプライドが芽生えてきているように感じます。

新型コロナ禍を乗り越えることによって、医療チーム全体の総合力がアップするのは間違いありません。

寝たきりをつくるだけの手術はやってはいけない

最近の私は、よその病院で心臓手術を断られた患者さんの手術にあたることが多くなっています。症状によっては難しいものもありますが、多くは、手術そのものよりも術後の看護やリハビリが重要なのに、全身状態が悪いために術後管理が難しいと判断され、コンディションが改善されるまで手術を待っている患者さんです。

ここでいうコンディションとは、ご本人の全身状態から見て、

「ひとりで日常生活が送れている状態かどうか」

ということです。

その判断においては、1974年に当時の聖マリアンナ医科大学教授だった長谷川和夫《はせがわかずお》氏らによって公表された認知症の診断指標「長谷川式簡易知能評価スケール」のような、客観的な診断指標を用いて判断します。

心臓手術の場合、「歩行スピード」「歩くときに介助や杖が必要かどうか」「食事の量」「トイレでは自立排泄《じりつはいせつ》できているか」といった、いくつもの項目を点数で評価していきます。

点数によって、たとえば30点満点で20点以上の場合は「予後が良好」、10〜19点であれば「退院して自宅に戻ったあとに療養施設に入所する割り合いが高い」、10点未満だと「病院で亡くなっている割り合いが高い」といったような傾向がわかり、判断材料となるのです。

その時点だけではなく継続的に評価を続け、当初の判断に比べて「点数が変わらないのか」「上がっているのか」「下がっているのか」を見て判断します。こうした指標をベースにして、医療チーム全体で意見交換を行い、手術をするのか、もう少し待つのかを決めています。つまり、手術を行う外科医だけで判断することは現在ではありません。

手術の意義は元の日常生活を取り戻すこと

いっぽうで心臓に手術が必要な疾患があり、瀕死《ひんし》の状態でもないのに先行して心臓手術を行い、

「とりあえず手術をしておいたから、あとはよろしく……」

と、術後はスタッフに丸投げ……という医師がいるのも事実です。

しかし、これだけは医師として絶対にやってはいけないことだと私は考えています。

手術しても寝たきりの患者さんをつくるだけになってしまえば、手術の意味はありませ

ん。ところが、そういう外科医からしてみれば、自分の持ち場である手術さえうまくいけば、あとはどうなろうと関係ないと考えているのでしょう。状態が悪いのに手術ができるのは自分の腕がいいからだと自己満足するだけで、術後につらい思いをする患者さんや、それを見るご家族には「自分でなければ手術できなかった」と、自慢げな言い訳をするだけになるのです。

それでは手術が成功したとはいえません。患者さんがそれまでの日常生活を取り戻すことに手術の意義があるのです。

日本の医療保険制度を考えてみても、外科医の「手術をしたい」という意思だけで手術を強行することは許されません。日本の医療費は国民ひとりひとりが支払っている健康保険料によってまかなわれていて、病気になったときは少ない負担で高水準の医療を受けられるという仕組みになっています。

その恩恵は国民が等しく公平にあずかるべきで、特定の患者さんに対する特定の医療関係者の意思だけで医療費が投入されることは避けなければなりません。しかも、「とりあえず手術」を行ってみたものの、結局は回復せずに患者さんが寝たきり状態になってしまったら、さらに大きな医療費がかかります。予後を考慮せずに、まず「手術ありき」という考え方は通用しないのです。

ＥＢＭに沿った診断と治療の時代

私がまだ若かった時代は、全体的に患者さんも若かったので、「手術さえ乗り切ってしまえば……」という傾向もたしかにありました。しかし、高齢化が進み、フレイル（加齢により心身の活力が低下している状態）や、サルコペニア（加齢や疾患により全身の筋肉量が減少した虚弱状態）という高齢者特有の身体機能の衰えが表れ、手間も時間もかかる手術が増えてきたことで、そうした傾向が見直されるようになったのです。

今は、「ＥＢＭ」（エビデンス・ベースド・メディスン）＝「科学的根拠に基づく医療」に沿ったうえで診断されて手術が選択されているかが重要です。

「あなたの病気は、みんな手術しているから、あなたも手術したほうがいい」などと、医師個人の経験から治療法を決める行為は通りません。もしそうした医師に遭遇したならば、すぐに別の医師に診てもらうことをおすすめします。

また、技術の進歩によって高額な医療機器や医薬品が次々と登場してきたことで、企業と医師の間の利益相反が問題視されるようになりました。つながりのある企業の利益のために、不必要に高額な医療を行っているのではないか。第三者からそう疑われないようにするためにも、ＥＢＭに沿った診断と治療が必要なのです。

医師が仕事をできるのも保険診療のおかげ

ここまで考えなければならないのも、やはりわれわれが保険診療による医療を提供しているからです。これが自由診療であれば、高額な費用を支払ってくれる患者さんだけを選別して治療すればよいのですが、保険診療では国民は等しく公平に一定水準の医療を受けられるのが原則です。だからこそ、われわれはエビデンス（根拠）をベースにした医療を提供しなければなりません。

また、われわれ医師には、日本の医師法による「応召義務《おうしょうぎむ》」があります。医師の職にある者が診療行為を求められたときに、正当な理由がない限りこれを拒んではならないとする義務のことです。さまざまな見解がありますが、私は保険診療を提供している医師として当然のことだと考えています。

自分が今も元気で仕事ができているのは保険診療のおかげです。医療保険制度によって日本の診療レベルが高くなり、そのおかげで自分が今の給料をもらえているのです。私の家族も健康保険を使って医療を受けることができます。生活のほとんどが保険診療の恩恵を受けているのです。

だからこそ、医師個人の考えだけで手術を行って医療費を投入するわけにはいきません。ＥＢＭに沿った公平な手続きを経たうえで、治療を選択しなければならないのです。

98歳で手術を受けることの意味、手術をする意義

私が医師になった頃、心臓手術を受けられる年齢は65歳くらいが上限でした。胸を大きく開く手術の負担を考えても、ほかの持病を抱えているケースもあり、合併症のリスクを考えても、高齢の患者さんでは難しかったのです。

それが今では患者さんが70代であることは当たり前で、約8人にひとりは80歳以上で、90代の人でも手術ができる時代になりました。心臓CTや心臓エコーなどの診断機器や、術前に全身のコンディションを改善する方法が進歩したこと、人工心肺装置を使わないオフポンプ術や小切開手術といった患者さんの負担が少ない手術法が発達したことで可能になりました。

私がこれまで手術した最高齢の患者さんは、98歳のYさんという女性です。大動脈瘤をかかえる患者さんの冠動脈バイパス手術でした。

千葉県鴨川市にある亀田総合病院に勤めていた頃のことですが、病院職員のご家族でした。当時、Yさんはお孫さんが自宅を新築中で、新居には亡くなった夫の新しい仏壇を設

置することになっていました。Yさんはこう言い続けていたのです。

「新しい家の仏壇に、あの人の位牌《いはい》を納めるまでは死ねません……」

だから、Yさんも手術を強く希望されていたのです。

近年、80歳の方の平均余命は男性で9年弱、女性では11年以上になっています。それでも、「残りの人生」が少ない超高齢の患者さんに対し、高額な医療費をかけて手術を行う意味があるのかという議論は常にあります。実際、Yさんを手術した1990年頃、80歳だった方の平均余命は男性で6年、女性で8年ほどでしたから、私自身もかなり悩みました。

手術を望むなら、その思いを受け止めたい

しかし、患者さんに生きるための明確な目的があり、それを強く望んでいるのであれば、その思いを受け止めなければなりません。むしろそうした思いを知った以上は、

「よし。自分がなんとかしないと……」

と意気に感じて行動するのが私の性分です。

大動脈瘤については触ることを避け、血流が途絶え息苦しさが続いていたYさんの生活の質を高めることを目的に、冠動脈バイパス手術を行いました。その結果、元気を取り戻されたYさんは、無事にご主人の位牌を仏壇に納めることが叶いました。Yさんはそれか

ら102歳まで健康的に生きて、天寿をまっとうされたそうです。

「手術は患者さんが望んでいる生活を取り戻すためにある」

私の手術観はまさにそこにあります。年齢に伴う術後の回復力は考えなければなりませんが、回復が見込めるのなら、実際、年齢は関係ないのです。

まだ100歳を超える患者さんの手術をした経験はありませんが、仮に今100歳の患者さんが心臓発作で病院に運ばれて来たとしたら、私は簡単な診察を行ったうえで、おそらく手術をすると思います。もちろん、「患者さんの全身状態に問題がない」という条件つきではありますが……。

「必ず元気になっていただく」

それが私たちの思いです。たとえ、高齢で残りの人生の時間が少ないであろうとうかがえる場合でも、手術によってつくり出すことができる時間は、患者さんにとっては意味のある時間になります。紹介したYさんのケースでいえば、

「102歳までの4年間には大きな意味があった」

と信じています。手術の意義は十分にあったのです。

手術を忘れるくらいに過ごしていただきたい

かつて心臓手術というと、手術を終えてから1週間はICU（集中治療室）で安静にし、その後も1カ月以上は入院して……という経過でした。しかし近年は、できるだけ早くにベッドを離れて動いたほうが心肺機能の回復が早いことがわかってきたため、手術当日、あるいは翌日から簡単なリハビリを始めます。一般的に、手術後1～2日後には自分でトイレに行けるようになり、2～3日後には病棟内を歩けるようになります。

手術によってつくることができた人生の時間のなかで、患者さんから、

「ベッドで寝ていたのは1日で、歩いてもほとんど痛みはなかった」

「1カ月もしたら、ひとりで何事もなく買い物にも出かけられました」

そんな話を聞くことができれば、それだけで大きな喜びです。そして、患者さんが人生を終えるときに、手術を受けた事実を思い出さないくらいに過ごせたとすれば、手術の意義はあったと信じています。それをつくり出すのが私たち心臓外科医の務めだと考えています。

「生きる」につながる手術をする

心臓病の手術には高額な医療費がかかります。そのため、80代や90代の超高齢者に手術を行うことについて、さまざまな意見はあると思います。

専門的には、「医療再生産性《いりょうさいせいさんせい》」という言葉もあるのですが、簡単に言えば、患者さんが受けた医療を、元気な暮らしを通じて世の中に還元していくというものです。そういう観点では、超高齢者は医療再生産性が高いとはいえないでしょう。

にもかかわらず、健康保険や国の資金が投入された国民医療費のなかから高額な医療費を費やしてしまってよいものか、年老いた患者さんに体の負担と療養を強いる手術を受けさせるべきなのかといった思いと、元気を取り戻していただきたいという医師の思いとの葛藤が常にあるのです。

しかし、医師を志していた頃から、私のなかでずっと響いていた言葉がありました。

「人ひとりの命は地球よりも重い」

1977年9月に起きた日本赤軍による日航機ハイジャック事件に際し、当時の福田赳《ふくだたけ》夫《お》首相が超法規的措置を決断したときの心情でした。156名の乗員乗客を人質にとり、バングラデシュの首都ダッカに強行着陸をした大事件でした。

事態を解決するため、福田首相は超法規的措置として犯人グループに身代金を支払い、収監されているメンバーなどの引き渡しを決めたのです。当時、日本大学医学部の1年生だった私は、医師の倫理観、生命観などを学び始めていましたが、テレビ中継される光景を見ながら、

「人の命ほど、尊いものはないんだ……」

と、強く植えつけられたのです。

医師になってからも、先輩外科医から繰り返し聞かされた言葉があります。

「患者さんはとにかく生かさなければいけない。生きてさえいれば、次の治療を受けられるチャンスがある」

この言葉もずっと心に残っています。実際、まだ私が駆け出しの心臓外科医だった頃、心臓弁膜症だった自分の父親を三度目の手術で亡くしてしまったときの喪失感は、筆舌に尽くし難いものがありました。身をもって体験したのは、

「死んでしまったら次の治療法はない」

という残酷で空虚な事実です。

不完全な手術でも、まずは生かす道をとる

だからこそ、心臓外科医として一人前になれたと実感できた頃、具体的には私が新東京病院に勤めていた頃ですが、肝《きも》に銘《めい》じたことがあります。

「とにかく〝生かす手術〟をしよう」

そう心がけました。

たとえば、80歳を超えているような超高齢の患者さんは、心臓疾患以外にも糖尿病や高血圧をはじめ、複数の病気を抱えていることが多いのです。合併症の危険性も高く、体への負担には限界があります。そのため、自分は心臓の手術をするだけとはいえ、不完全な状態のまま手術を終わらせざるをえないこともあったのです。

「こんなことでいいのだろうか……」

という心臓外科医としての葛藤もありました。でも、とにかく生きていなければ次のチャンスがくることはないのです。やはりそう考えて、生かす手術を優先したのです。

高齢者の手術はリスクが高いのは間違いなく、難易度も上がります。どうしても患者さんを助けられないケースもありますし、リスクの高い手術を続けることで「術中死」を招く可能性もありました。

「そこまでの危険を冒して、自分が手術をする意義がはたしてあるのか……」

そんな疑問も心で引っかかっていたのです。

「80歳を超えているお年寄りの命と自分を引き換えにできるのだろうか……」

私は、自己問答を繰り返すほど自分を追い込みました。結局、明確な回答は出せませんでしたが、そこで得た確信もありました。

「外科医は、そのくらいの覚悟を持って手術をしなければいけない」

という心境にいき着きます。まずは、「患者さんを100パーセント助ける」という思いで手術に臨み、ときには撤退する勇気も持ち、「手術中の死亡だけは絶対に避ける」という意識に変わっていったのです。

それから、高齢者の症例を重ねていくたびに、健康的な生活を取り戻した患者さんたちが積極的に社会とかかわり、世の中を活気づけようと尽力されている姿を見て、悩みは払拭されました。心臓外科医は患者さんを生かす手術をして、有意義な時間をつくり出さなければいけないのです。

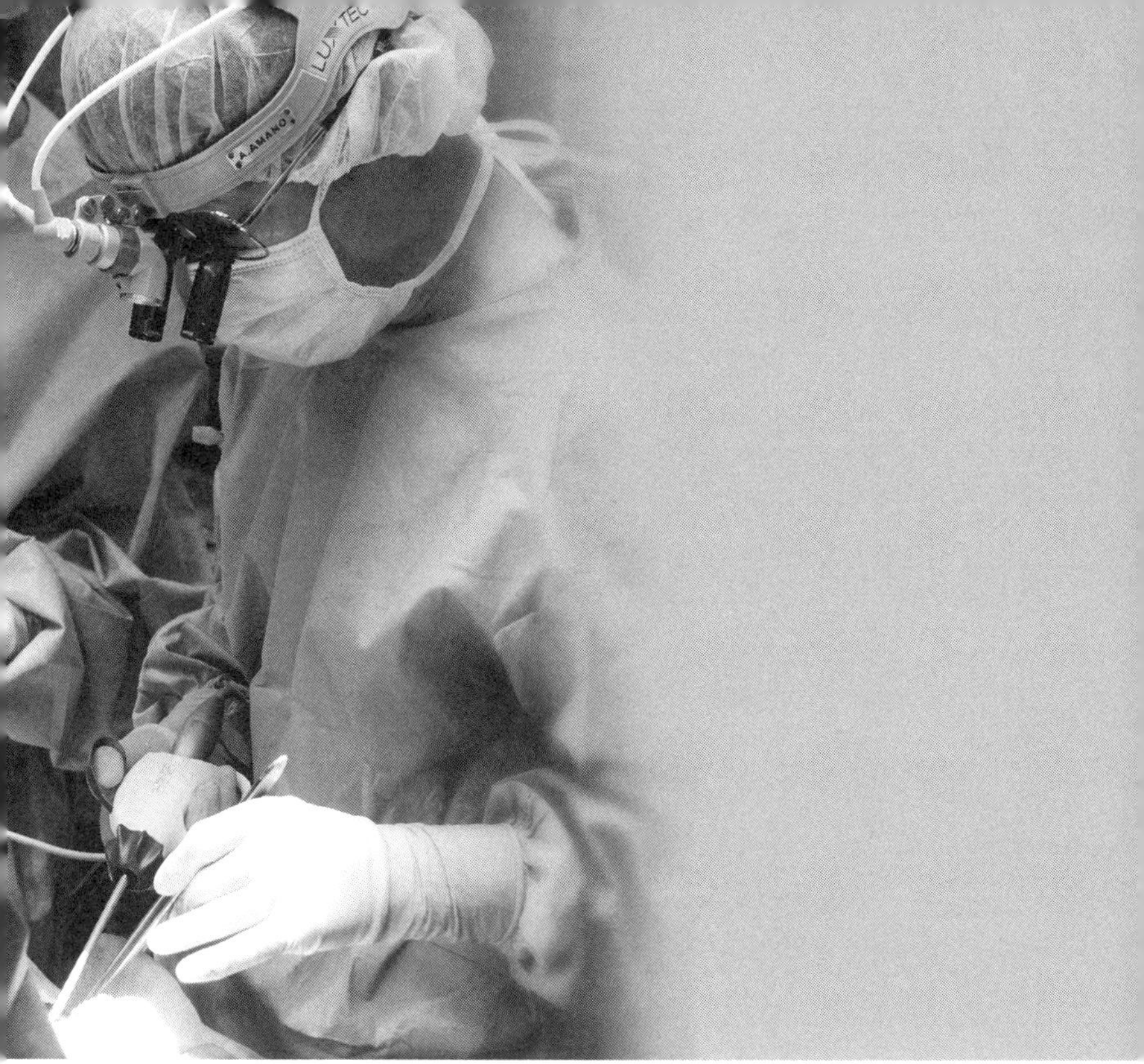

第2章 わが道

医師としての生き方を問い直す

写真●順天堂大学医学部心臓血管外科

ライフワークは高齢者の手術。その正義感が揺らぎ始めた

私が70歳を超える高齢者の手術を積極的に手がけるようになったのは、二度目の研修医時代を過ごし、心臓外科医として修業を本格的に始めた亀田総合病院にいた頃からです。

１９８３年６月から関東逓信病院（東京都品川区。現・ＮＴＴ東日本関東病院）で研修医生活を始めた私でしたが、２年後の１９８５年には心臓血管外科の研修医となるべく千葉県鴨川市にある民間病院の亀田総合病院に入職したのです。

指導医であった心臓血管外科部長は、アメリカで心臓血管外科治療を学んだ外山雅章《とやままさあき》先生で、めざましい治療実績をあげていました。当時の心臓血管外科の手術症例数は年間約２００例以上で、関東逓信病院の６倍以上。29歳だった私が腕を磨く最高の場でした。

病院がお手本にしていたのは、患者本位のアメリカの医療。「最先端の医療で、真に患者さんを満足させる」ということが大命題で、それが医師、看護師のみならず、病院のすべてのスタッフに浸透していた当時の先端病院でした。

そんな進歩的な病院でも、心臓手術を受けられる年齢はやはり65歳くらいが上限とされ

ていました。加えて、当時の恩師は、高齢者の手術を避けていました。全身の状態が衰えている高齢者は、術後の回復に手間どるからです。

そんな事情もあり、まだ駆け出しだった自分にとっては、恩師が避ける高齢の患者さんを担当することがチャンスにもなります。それで、自分から積極的に手術を引き受けたのです。

1991年に新東京病院（千葉県松戸市）に移ってからも、高齢者の手術はさらに多くなります。

当時の新東京病院は、三井記念病院（東京都千代田区）の心臓血管外科医として実績をあげていた須磨《すま》久善《ひさよし》先生が心臓血管外科部長に新しく就任した地でもあり、冠動脈バイパス手術の先端病院として全国からたくさんの患者さんが集まって来ていたのです。

高齢の患者さんたちへ恩返ししなければならない

時代は高齢化社会を迎えていて、患者さんも高齢者が増えてきました。当時の高齢の患者さんは70～75歳の方が中心でした。そのなかには、手術の難易度などから、それまでかかっていた病院で手術を断られていた患者さんもいたのです。

そうした状況から、もはや「チャンス……」うんぬんの邪《よこしま》な思いではなく、私には別の思いが芽生えていたのです。

「ならば、ご高齢の方々に恩返しをしたい。いや、しなければならない」

という思いです。新東京病院には35歳から45歳までの10年間在籍していましたが、訪れる高齢世代は、多くが太平洋戦争に巻き込まれた方々でした。みなさん、過酷な経験をし、家族や仲間をたくさん失い、複雑な心境で戦後を生きてこられました。

「戦争でかろうじて生き延びた自分は、家族や戦友たちから〝俺の分まで、おまえだけは生きてくれ〟という思いを託されて生きているんです……」

と、話す患者さんもいましたし、私自身がそう想像することもありました。それぞれの患者さんが、戦争で経験してきたことを背負って生きてきたのです。そうした方々のおかげで日本は戦後復興を成し遂げ発展できたことも間違いのない事実でしょう。

高齢世代の努力によって医師になれた自分に気づく

こうした人々がつくり上げてきたよき時代のおかげで、私は質の高い教育を受けることができ、紆余曲折がありながらも医師になることができました。その結果、自分が目指すべき道も見つけることができ、経験も積め多少なりとも周囲から評価されるようにもなりました。

では、「その恩を誰に返せばいいのか」と考えたとき、答えは明確でした。

「今まさに目の前にいる人じゃないか――」

私はそう気づきました。恩返しすべき人たちが、ほかの病院で手術を断られて続々と自分のところに来ているとさえ思うようになったのです。

「だからこそ、とことん恩返しする」

私にとって高齢の患者さんの手術はライフワークのひとつとなりました。新東京病院での10年間に私が手がけた心臓手術は3000例に迫ることになったのです。

心臓以外は健康体の患者さんの手術は与しやすかった

新東京病院時代に出会った高齢者の患者さんたちは、心臓だけが悪い状態で、ほかは健康体という患者さんがほとんどでした。当時は平均寿命も現在ほど長命ではなく、それまでに胃がんや脳血管疾患で亡くなる人もまだ多かった時代でした。そんな時代のなかで、胃がんや脳血管疾患にもならず、潜《くぐ》り抜けて高齢を迎えた患者さんが多かったのです。

ですから、心臓さえ治せば健康な人たちとまったく同じ日常生活を取り戻すことができました。高齢といっても70代ですからまだまだ元気で、手術も与《くみ》しやすかったといえます。そして、手術で見事に健康を取り戻した患者さんたちと年賀状のやり取りをしたり、ゴルフなどを通じて定期的に交流を持ったりもして、自分としてはずっと「本当によいことをした」と、ひとり外科医冥利にひたっていました。

上皇陛下の「公平の原則」を拝見し、過去の自分の正義が揺らぐ

しかし、そんな自分に対して疑問を抱くようになりました。2012年、上皇陛下（当時の天皇陛下）の手術に携わらせていただいたのちのことです。

陛下は手術を終えられてまもなくから、全国各地をくまなく訪問されていました。ご公務に対して「公平の原則」を貫かれているお姿を拝見して、私自身も公平の原則について深く考えるようになりました。第4章でも詳しく触れますが、私はこう自問したものです。

「はたして、自分はすべての患者さんに対して公平に手術に臨んでいるだろうか」

「手術しやすい患者さんたちばかりを選んではいないだろうか」

「患者さんごとに対応が異なってはいないだろうか」

考えれば考えるほど、自分にはまだできていないことがあったのです。

積極的に高齢者の手術をして、患者さんには喜んでもらえたし、恩を返すこともできている。しかし、じつはそれはきれいごとで、こんな思いにも行き当たりました。

「結局は自分のために手術をしているのではないか」

「自分の技術レベルを上げて成長したいと思っているのではないか」

「心臓外科医として有名になりたい……そんな気持ちで手術を行ってはいないか」

実際、世の中は「結局は自分ため」という利益相反だらけです。これまでの自分が行ってきたことの正義が揺らぎ始めていたのです。だから、自分の行っている手術が周囲に美化されたり、評価されたりするのは、何か違うのではないかという疑問が頭をもたげてきたのです。私はさらに考えた末に、私なりの答えをようやく導き出すことができたのです。

・自分個人が満足するような目標を設けてはいけない。
・周囲が評価してくれるのであれば、その状況まで自分を引き上げなければならない。
・これまでの何千例という症例はもう忘れよう。
・そして、出会うすべての患者さんに対し公平に全力で手術に向かおう。

そう、思いを新たにしました。

心臓外科医を選んだのは、元気になっていく患者さんにある

医学部に入学して一直線に心臓外科医を目指したわけではありません。漠然とした思いはありましたが、医学部5〜6年の頃には僻地医療《へきちいりょう》に携わりたいという希望もありました。

「医者がいない地域で、子供からお年寄りまで多くの患者さんの役に立ちたい」

と考えていたからです。その思いは心からの気持ちでしたが、今思えば、多浪生は病院の研修先を探すうえでも不利と聞いていたので、

「三浪もしているし、都会の大病院には採用されないのではないか――」

という〝逃げの事情〟もあったのです。

心臓外科に最初に注目したのは医学部2年生のときです。心臓弁膜症の父が僧帽弁置換《そうぼうべんちかん》手術《しゅじゅつ》を受け、見違えるように元気になった姿を見て、

「心臓外科はすごいな」

と感じました。

ただ、それでもまだ自分の方向性は定まっていませんでした。より明確に心臓外科を意

識したのは、医学部5年生になって病院実習が始まってからのことです。

実習先だった日本大学医学部附属駿河台病院（東京都千代田区。現・日本大学病院）の循環器内科で、心筋梗塞の患者さんのカテーテル治療を目の当たりにしました。詰まった血管に薬剤を注入して血栓《けっせん》を溶かす血栓溶解療法《けっせんようかいりょうほう》が行われ、あっという間に血流が回復する現場を見て、感銘を受けました。しかし、その患者さんは、治療を受けた日の夜中にリアタック（再発作）を起こし、再び血管が詰まって亡くなりました。血栓溶解療法には、そうしたリスクがあるのです。

その点、心臓外科が行う手術は、悪化していた心臓の機能を完全に回復させ、患者さんは健康を取り戻すことができます。実際、最初の手術を受けたあと、劇的に元気になった父の姿を見ていただけに、私の心の針は心臓外科にぐっと傾いたのです。

人の命を助けられない手術は医師の自己満足

最終的に心臓外科医になることをはっきり決断したのは、大学を卒業して医師国家試験にも合格し、関東逓信病院に続く2カ所目の研修先となる亀田総合病院に入職してからです。一般外科の研修医を務めていたときのことでした。

その当時、消化器外科で患者さんが一番多かった病気は胃がんでした。今でこそ治る病気になっていますが、その頃の胃がんは、手術しても亡くなってしまう病気でした。本当に完璧できれいな手術を行っても、患者さんの多くは1年から3年後くらいに再発して、病院に戻り亡くなっていたのです。

「いったい、医者はなんのために手術しているんだ」

と無力感を覚えるほどでした。

さらにあるとき、医局でこんな出来事がありました。消化器外科のトップである部長に、次のポジションにあたる医長がこう尋ねました。

「先生が手術した患者さんで、今も元気にされている方は何人くらいいらっしゃいますか？」

すると、部長はしばらく黙って考え込み、

「……いないな」

と答えたのです。このやりとりはショックでした。

まだ研修医だった私が手術をまかされる患者さんは、早期胃がんの方が多かったため、自分が手術した患者さんは元気になっている人が比較的たくさんいました。しかし、部長が執刀するような難しい手術を受けた患者さんは、どれだけ完璧に手術をしても「やはり亡くなってしまうんだ……」と痛感しました。となると、消化器外科の領域では、どれだけうまく手術をしても結局は、医師の自己満足にすぎないのではないか……そうも思いました。

元気になって退院するのが心臓手術

亀田総合病院では、心臓血管外科でも指導を受けていました。心臓手術の場合、たとえ難しい手術でも成功すれば、患者さんは元気を取り戻して長生きします。いっぽうで消化器外科の胃がん手術では、患者さんの多くがやがて亡くなっている——そんな会話を耳にした瞬間、

「やはり心臓外科しかない」

と意志が固まりました。

そこまでには心臓外科医になることへの迷いもありました。というのも心臓外科で一人前になるには時間がかかるといわれていたからです。父の体のこともありましたし、長い間、高い学費で両親に負担をかけてきた身です。

「早く一人前にならなければ……」

そんな思いがまた、足踏みをさせていたのです。けれども、元気になって退院して行く患者さんの姿を目の当たりにし、

「心臓外科なら患者さんを元気にできる」

と、磁石に引っ張られるような感覚で私の歩む道が決まりました。

駆け出しの心臓外科医が〝天狗〟になって「どん底」へ

心臓外科医としてのスタートは千葉県鴨川市の亀田総合病院からでした。1985年6月から6年間を過ごした亀田総合病院は、当時でも800床を有する大きな病院で、それぞれの専門科には名が通っている医師たちが集まっていました。

部長として心臓血管外科を率いていた外山雅章先生もそのひとりで、アメリカで13年間にわたって最先端の心臓手術を行ってきたトップレベルの心臓外科医でした。

その頃、心臓血管外科は設置されてから3年しかたっていませんでしたが、外山先生を頼って都内の大学病院からたくさんの患者さんが紹介されて来ました。そんな腕のある外科医を師匠として手術を学ぶ機会に恵まれたのです。

外山先生は、それほど難しくない手術であれば、駆け出しだった私にも執刀の機会をどんどん与えてくれました。できて当たり前というレベルの手術を当たり前にやり遂げると、それを繰り返してから、さらに一段階レベルが上の手術をまかされます。

そうした経験を積むのと同時に、研修医時代から続けてきた糸結びをはじめ、さまざまな手術手技の練習も繰り返しました。日常の生活でも常に手術を意識して両手を同じように動かすための〝特訓〟も繰り返しました。たとえば、箸《はし》は利き手でない左手だけで持つようにし、爪を切るときには爪切りは使わずに、普通のハサミを使います。やはり利き手ではない左手だけで、きれいに切れるよう指先を鍛えていくのです。自分の手術の腕がどんどん上がっていく手応えを感じました。

「俺は心臓外科医として十分にやっていける」

と、自信のかたまりでした。

しかも、亀田に来て5年目の1989年、33歳だった私は心臓血管外科の医長に抜擢されます。年功序列ではなく、実力があればポジションも上がる。まだ駆け出しの心臓外科医なのに、すでに一人前を気取り、完全に〝天狗《てんぐ》〟になっていました。

「今は自分のほうが手術もうまい。いつでも引きずりおろせる」

不遜にも、恩師にさえそんな攻撃的な思いを当時は抱いていたのです。

「先生は普通の心臓外科医ですよね」と恩師へ

その頃、外山先生は40代後半を迎えていました。私の目から見ると、視力や反射神経が衰えて、手術のスピードやパフォーマンスが落ちてきているように感じられました。また、手術の方法もやや時代遅れになってしまっていたうえ、手技などでも新しいアイデアは出てきません。私が外山先生の助手を務めた手術中にも、

「それよりも、こうしたほうがいいですよ。ここを縫うほうがいいんです」

「そこはもっと出血させないでも切れます」

「新しい論文によると、そのやり方よりは……」

などと横から口を挟むようになり、助手として執刀医の術野《じゅつや》（切開する部分、手術を行う部分）をつくる際は、「はい、どうぞ。次はここを縫ってください」と言わんばかりにお膳立てして、「もうこうやって手術を進めるしかない」というくらい完全に方向性をつくってしまうやり方を続けていました。

外山先生にしてみれば、我慢ならなかったはずです。亀田に来たときはひとりでは何もできなかったような若僧だったのに、あれこれ指図されるようになったのですから、心中穏やかではなかったはずです。

私が提案した方法を却下して外山先生のやり方で手術を進めることもありました。その結果、患者さんの状態が悪化してしまい、私が言うとおりに進めると状況が好転するというケースが何度も続きました。私はさらに増長し、

「先生は、優秀な日本人が一生懸命努力してなれた普通の心臓外科医ですよね」

などという失礼きわまりない一言を、面と向かって口にしたこともありました。

父の葬儀の直後に〝クビ〟を言い渡される

不遜な口は叩いても、恩師への敬意は持っていたつもりでした。実際、私の父が二度目の心臓手術を受けたのもこの亀田総合病院で、執刀いただいたのも外山先生でした。

しかし、そのときの手術で取り換えた人工弁の縫合の不具合から、1990年11月、父は三度目の手術を受け、11月25日に亡くなったばかりだったのです。

思えば二度目の手術がうまくいかなかったあたりから、恩師と私の亀裂は少しずつ広がっていたのです。

1990年12月のある日、私は恩師・外山先生からこう告げられたのです。

「君と一緒だと精神的に安定した手術ができない。明日から来ないでいい。やめてほしい」

恩師から〝クビ〟を宣告されたのは、父の葬儀が終わった直後のことでした。

亀田総合病院は、医師だけでなく看護師や技師といったスタッフにも「最先端の医療で患者さんを満足させる」という意識が浸透していて、全員がプロフェッショナルとしての自覚を持っていました。その信念は今も私のなかに息づいています。

「ここそが自分の居場所だ」

と感じていた病院でした。

父を死なせてしまった自責の念から、心臓外科医として一本立ちすることを誓ったばかりでした。だからこそ、外山先生の言葉にショックを受けながらも、「ここに残りたい」と思っていました。しかし、病院からも事実上の〝クビ〟は言い渡されたのです。

「数カ月分の給料は保障しますから、その間に次の病院をお探しください」

解雇とはならなかったものの辞職を勧告され、もはや受け入れるしかありませんでした。民間病院の経営を考えると、まだこの先どうなるかわからない若手医師よりも、すでに実績をあげて名前も知られている看板外科医を選択するのは当たり前です。こうして、〝天狗〟だった私は自分の居場所をなくしてしまうのです。

乳飲み子を抱えた妻と、年の瀬に去る

亀田総合病院から去る日のことは、今でも鮮明に覚えています。1990年12月の年の瀬でした。その前の年に結婚した妻とまだ乳飲み子だった長男の3人で、私が運転するクルマに乗り、亀田があった千葉県鴨川市をあとにしました。

当時、生活していたのは病院が職員用に借り上げていたマンションなので、やめる以上は住めません。新たに借りた埼玉県岩槻市（現・さいたま市岩槻区）郊外のマンションに

大きな荷物は送り、残った家財道具はクルマに詰め込みました。

その頃、私が乗っていたクルマはトヨタのソアラという80年代を代表する人気車でした。ソアラは2ドアのクーペで車内は広くありませんから、助手席、後部座席、トランクには、家財道具をギチギチになるまで詰め込むことになりました。妻と長男は少しあいた後部座席の狭い空間に押し込み、夜逃げのように鴨川を離れました。

「ああ、ここは自分の居場所だったのに、去らなければならないんだな……」

家財道具でいっぱいになったクルマを運転しながら、胸に去来した断腸の思いは今も忘れられません。「3回目の浪人」「父の死」に続き、私にとって三度目となるどん底のときでした。

誰もが反対した病院での再出発

亀田総合病院をやめた35歳の私に、次の勤務先のあてはありませんでした。

それまでお世話になった何人もの先輩医師に相談したり、医療関係者向けの就職情報誌を頼りに次の病院を探し回りました。

当時、自分の支えになっていたのは、亀田総合病院から〝クビ〟通告を受けた際、現在の理事長である亀田《かめだ》隆明《たかあき》先生からかけてもらった言葉でした。

「天野君、この病院をやめても、絶対に心臓外科医はやめるなよ。君が心臓外科を離れるのは日本の損失だ」

心臓外科医としての実力が足りないわけではなく、腕や将来性は認められている——。

亀田先生の言葉を励みにして、その後も自分の道を突き進むことができたのです。恩師にはクビを言い渡されたとしても、亀田総合病院なくして今の自分はありません。

就職活動をしていくつかの病院を回り、最初に勤めた先は、埼玉県立小児医療センターでした。待遇はアルバイトでしたが、3カ月間は亀田総合病院からの恩情で給料が支給されていました。その間、まだ本格的に経験したことがなかった小児の心臓手術を勉強しながら、次の職場を探そうと考えていたのです。

亀田総合病院からの給料が切れるタイミングで、今度は小児医療センターの部長から東京慈恵会医科大学の心臓外科をすすめられました。

「とりあえず医局に入って、先のことはそれから考えればいい」

と、慈恵医大心臓外科の新井達太《あらいたつた》教授を紹介していただきました。

私は医局入りを決心し、新井教授のところへご挨拶にうかがいました。退任を控えていた新井教授からは、「君のことは後任の教授に託しておくから、がんばってくれ」と励ましの言葉をもらい、無事に入局の手続きも済ませました。

求人誌がつなげてくれた憧れの心臓外科医との出会い

しかし、たまたま遭遇した現場での出来事に、私は疑問符を持たざるをえませんでした。そこでは、救急で運び込まれた患者さんよりも、以前から予定されていたある教授の手術が優先されていたのです。自分の価値観ではありえないことです。

「ここは自分のいるべき場所ではないかもしれない」

大学病院ではめずらしくないケースかもしれませんが、その場に直面してしまうと、やはり自分には向いていないと感じたのです。

その帰り道、千葉県松戸市にある新東京病院が心臓血管外科を新設するため、心臓外科医を募っていたことを思い出しました。慈恵医大に出向く直前、たまたま目にした医療関係者向けの就職情報誌に、新東京病院の募集記事が掲載されていたのです。

「松戸は帰り道だから、ちょっと寄り道して話だけでも聞いてみよう」

そう考えた私は、すぐに新東京病院に電話をかけてみました。すると、心臓血管外科の初代部長が須磨久善先生であることを知ります。

須磨先生はそれまで三井記念病院に在籍していたトップクラスの心臓外科医で、私の憧れの存在でした。あまりにも奇跡的な偶然に、自分でも驚いたことを覚えています。

さらに、須磨先生から「今日、会いたい」との返事があり、その日の夜にお会いすることになりました。須磨先生は、以前から学会の場で必ず質問をしていた私を覚えていたそうで、「ぜひ、うちの病院で心臓外科医として働いてほしい」と言ってくれました。素直にうれしく、誇らしい気持ちでした。しかし、その日に慈恵医大の医局に入る手続きを済ませたばかりという事情もあり、返事を1日だけ待ってもらうことにしました。

全員に反対されたことで「行くべきだ」と確信

須磨先生と別れたあと、私はそれまでお世話になった先生に片っ端から電話をかけ、相談しました。7〜8人と話したでしょうか。すると、全員から、

「あの病院だけはやめておけ」

と反対されました。当時、移転したばかりの新東京病院は、その強引なやり方に対して強い反発があり、地元の医師会との関係もきわめてよくない状況だったのです。

しかし、全員から揃って反対されたことで、逆に私は、「これは行きだ」と感じました。「全員がやめておけというくらいだから、もうこれ以上の最悪はないだろう。今の自分にとってふさわしいのではないか——」

と思ったのです。翌日、「お世話になります」と返事をしました。須磨先生はすぐに慈恵医大の医局に連絡を入れて事情を説明してくれて、入局は円満に白紙となりました。自分でも驚くほどのスピードで、心臓外科医としての再スタートが決まったのです。

心臓外科医としてスタートを切った亀田総合病院では数多くの経験を積ませてもらい、それなりの自信を持つことができました。しかし、自分のなかでは「まだ半熟の状態だ」という思いもありました。私が心臓外科医として一人前になれたのは、亀田総合病院をやめたあとに新東京病院と出会えたおかげだと思っています。

徳俵で踏ん張った結果、手術数が日本一となる

新東京病院には、1991年から10年間お世話になりました。心臓外科医として再スタートをきった私にとって、相撲にたとえるなら、はじめて幕内を張った土俵のようなところでした。

「もう徳俵に足がかかっている。このうしろは土俵の外だ」

と、自分を追い込んで踏ん張るだけでした。日々、患者さんに向き合い、手術に臨みました。家に帰る時間も惜しんで心臓外科医としての時間にすべてを注ぎました。きれいな言葉でいえば、「ひたむき」となるのでしょうが、当時の私は「がむしゃらに突っ走っていた」――。それが一番ぴったりの表現かもしれません。すると、さまざまなチャンスが舞い込んでくるのです。手術の機会が次々と増えていったのです。

新東京病院の心臓血管外科は新設されたばかりだったこともあり、1年目の手術症例数は30例で、すべて須磨先生に紹介されて来た患者さんでした。それが、2年目は84例になり、その後も倍々ペースで増えていきました。

須磨先生を中心としたわれわれ心臓外科医が完成度の高い手術を行えば、患者さんは元気になります。すると、病院の評判が上がり、都内の大学病院だけでなく、地方の病院から紹介されて来る患者さんもさらに増える――そんな好循環が生まれたのです。

心臓血管外科の開設から3年後、須磨先生はイタリアの大学病院から客員教授として招かれ、新東京病院をあとにします。その後任として私が抜擢され、1994年から心臓血管外科部長を務めることになりました。その年の年間手術症例数は242例となりました。

努力は裏切らない

心臓血管外科部長となった私は、手術に明け暮れ、手術が深夜や明け方まで及ぶこともめずらしくありませんでした。数時間だけ仮眠して翌日の外来診療に臨み、患者さんの術後管理にも私をはじめとする外科医が積極的に携わりました。

「とにかく、患者さんに満足してもらえる手術をする」

そんな思いで積み重ねた努力が実を結び、1997年には手術症例数が過去最高の493例に達します。そのうち約350例は冠動脈バイパス手術で、これは日本一の症例数でした。

「努力は裏切らない」

その言葉を身をもって実感したのです。

心臓を止めない手術は、純粋に患者さんのためになる

新東京病院では、新しいことにも積極的に挑戦しました。そのひとつが冠動脈バイパス手術における「オフポンプ術」という術式でした。

冠動脈は、心臓の表面を這《は》うように心筋に栄養を与えている太さ2～3ミリの動脈です。その冠動脈が動脈硬化などで細くなったり詰まったりすると、血流が途絶え、狭心症や心筋梗塞などの虚血性心疾患に至りますが、その途絶えた血流を再建する手術が冠動脈バイパス手術です。

オフポンプ術は、人工心肺装置（ポンプ）を使わずに心臓を動かしたままの状態で行う冠動脈バイパス手術のことで、正式には「心拍動下冠動脈《しんはくどうかかんどうみゃく》バイパス術《じゅつ》」といいます。

従来の冠動脈バイパス手術は、血管を人工心肺装置につなぎ、心臓の動きをいったん止めて行うのが一般的でした。しかし、心臓の拍動を止めている時間が長ければ長いほど、患者さんは確実に強いダメージを受けます。

逆に心臓を止めずに手術を行えば、免疫力などの点でも患者さんの負担が大きく軽減さ

れ、術後の回復も早くなります。そのため、負担を考慮して手術を受けられなかった高齢者や、ほかの病気も抱えている患者さんにも対応できます。オフポンプ術は、患者さんにとってメリットが多いのです。

多くの心臓外科医が二の足を踏むなかでの挑戦

オフポンプ術は1990年代に日本に紹介されました。新東京病院で働く機会をくれた恩師の須磨久善先生が、イタリアで手技を学び、その先駆者たちを日本へと招き、臨床への道を開いたのですが、いっぽうで日本の多くの心臓外科医は実施をためらっていました。まだEBM（エビデンス・ベースド・メディスン＝科学的根拠に基づく医療）がある段階ではなかったこともありましたが、技術的には数段難しい。「そのリスクを背負ってまで、わざわざオフポンプ術を行う必要があるのか」――本音はここにあったと思います。

速く正確な技術を求められるからです。もたもたしている時間はないですし、手術を始めたらあと戻りはできません。途中で人工心肺に切り替えるのは、術後の状態が悪くなるというデータも出ています。そうした背景もあり、あえて難しい方法を取り入れる必要はないと多くの外科医は考えていたのです。

けれど、私の思いはまったく違いました。何よりも、オフポンプ術は患者さんの体にやさしい手術だったからです。患者さんの負担が少なければ、これまで手術対象にならなかった高齢者も対象となるし、血栓が起こりやすいという人工心肺装置のリスクも回避できます。私が新東京病院ではじめて経験した手術中の死亡のケースも、オフポンプ術なら、合併症を乗り越えられたのではないかという思いもありました。

「ならば、ためらうべきではない」

私はどこよりも、誰よりも早くオフポンプ術を開始しました。患者さんへの負担が少ない手術であればためらうべきではない。だから、段階的に導入していくのではなく、可能な限り、すべてのバイパス手術をオフポンプ術で行うことに向かっていったのです。

患者さんも病院も幸せになる手術と確信

とくに高齢者や臓器の機能が弱っている患者さんに対し、従来の手術よりも良好だという手応えがありました。しかし、その頃はまだ実績も乏しかったオフポンプ術の積極的な導入に踏み出せたのは、当時、新東京病院の理事長だった平野《ひらの》勉《つとむ》先生が背中を押してくれたことが大きかったといえます。

病院経営の点からも、オフポンプ術にはいくつかの課題がありました。当時、オフポンプ術は新しい術式だったため、使用する機器には健康保険が適用されていませんでした。

実際は使用していても請求できないのです。人工心肺装置などの機器を使用する従来の冠動脈バイパス手術と比べると、患者さんひとりあたりにして約80万円の減収。病院経営の観点では、手術すればするほど病院の〝持ち出し〟が多くなる方法だったのです。

そんな事情もあり、理事長の平野先生からオフポンプ術の今後について尋ねられたとき、私は感じている思いを率直にお話ししました。

「近い将来、オフポンプ術が必ずバイパス手術の主流になります。オフポンプ術は間違いなく患者さんの負担を軽減させる〝低侵襲《ていしんしゅう》〟な方法です。これから高齢化が進めば、医療はますます低侵襲の方向に進むことになります。オフポンプ術が認められるようになれば、先陣をきって取り組んできた病院は必ずその恩恵にあずかることができます。患者さんも病院もみんなが幸せになれるのです――」

これが私の確信でした。平野先生はこの訴えで迷いがなくなったのだと思っています。

「医療費の節約は社会的にもよいことだし、何よりも患者さんの負担が少なくて済むのは素晴らしい。おおいにやってください」

と応援してくれたのです。

今ではバイパス手術の3分の2がオフポンプ術

その頃の平野先生は、すでに亡くなっていた私の父親よりも少し若いくらいの年回りで、私をずいぶんかわいがってくれました。

「普通の人と同じことやっていてはだめだ。普段からアンテナを張りめぐらせておいて、人よりも一歩先に行動を起こすのだよ」

と、開拓精神を教えてくれた恩師といえる先生です。

現在、日本で行われている冠動脈バイパス手術の3分の2はオフポンプ術です。この数字は世界的にも高水準で、日本はオフポンプ術の先進国といえます。2000年の時点では全体の15パーセント程度しか行われていませんでしたが、同じ志を持つ心臓外科医と一緒に十数年かけて啓発活動してきたことで、ここまで浸透しました。

2012年に執刀した上皇陛下の冠動脈バイパス手術も、オフポンプ術で行いました。私が陛下の手術に携われたのも、ずっとオフポンプ術の先頭にいた結果と信じています。

平野先生はすでに故人となられましたが、生きていたらこの手術の結果を一番喜び、誇りにしてくれただろうと考えると、手を合わせずにはいられません。合掌。

やさぐれていた時代を、3倍働いて取り戻した

「落ちこぼれだった高校生が、心臓病で闘病する父親を助けようと医師を志し、三浪して日本大学の医学部に入った。やがて心臓外科医になるが、自分も立ち会った三度目の手術で父親を失う。自分にもっと力があればと一念発起し、ひたすら腕を磨き、何千を超える心臓手術を行うまでになった――」

これは「はじめに」で少し触れたことでもありますが、私のここまでの歩みをお読みいただいた読者のみなさんは、きっとこう感じられたのではないでしょうか。

医学部に合格するまで三浪したことだけでなく、浪人時代はろくに予備校にも行かず麻雀に明け暮れ、パチンコに没頭していた――。「天野篤」という人物がメディアを通して語られるとき、そんなエピソードも必ずといっていいほど紹介されます。さらに、そうしたギャンブルに熱中した経験によって、講演などの折には、

「手術に必要な粘りや集中力が培われたという意味では、じつは役に立っているのです」

と、回り道が無駄ではなかったことをお話しするのも常になっています。

実際、そう感じているのも事実なのですが、ただ自分としては、その当時の生活を肯定しているわけではありません。

「ネジを巻いている時間だった」

という言い方をしてきたこともありましたが、あえて〝無駄ではなかった〟という言い方をしつつも、やはり3年も遠回りしてしまうような〝無駄な時間〟を過ごしてしまったという思いもあります。やさぐれていた当時の自分を見るのがいやで、高校時代の写真の多くは焼いてしまっているくらいです。それは、父が亡くなったとき、

「自分が回り道してきた結果、父を死なせてしまった」

という思いにもつながっていたのです。歳月が流れ、よい意味での苦労話として振り返ることができるのは、今の自分が充実しているからです。

3年出遅れた分を取り戻すために、手術数にこだわった

とくに、天野篤という人物に興味を持ってくれる若い人たちには、はっきり伝えておきたいのです。

「今が充実しているからこそ、〝昔はこんな時期があった〟と振り返ることができる」

という背景を忘れてほしくないと思っています。

勉強が二の次、三の次だった浪人生活で3年間を無駄にしてしまったという思いから、

「3年出遅れたのだから、ほかの連中よりも3年長く医者を続ければいい」

と、常に考えていました。

そのひとつの答えが、心臓外科医になってからの手術症例数です。そこにこだわってきました。それは、

「とにかく症例数を増やして、3年分のビハインドを少しでも早く取り返してやるぞ」

という思いにほかなりません。

同学年の外科医と比べて遅れを取り戻すためにも手術の数は大事だったのです。同時に、自分のなかにしまい込んでいた無駄な3年間という思いを払拭するために、医療関係者はもちろん、外部の人たちとも接する機会をたくさんつくりました。こうした積み重ねを続けてきたからこそ、ギャンブルに明け暮れた浪人時代を振り返ることができるのです。

人の3倍の結果を出してきたことで、教授の道も開けた

外科医として納得いく未来をつくるために、私が心がけてきたことがあります。「人の3倍働く」という心構えです。

それを強く意識したのは新東京病院に移って2年目の1992年の頃でした。心臓外科

の現場では、手術が長時間に及んだりして、1日の終わりが明け方になることもめずらしくありません。たいていは、それから医局に戻ってソファでひと眠りして、また数時間後に手術に臨むのですが、ひと眠りする前に患者さんの様子を見るため病棟まで足を運ぶこともあります。

明け方ですから、ほとんどの患者さんはまだ寝ています。しかし、なかにはすでに目を覚ましている方もいて、そんなときは簡単な会話を交わします。

その日も朝5時半に回診していると、言葉をかけてくれた患者さんがいました。

「先生はいつ寝ているの？　若いのによく働くね。俺も若い頃は人の3倍は働いた。2倍じゃだめなんだよ。3倍やると何かが見えてくるんだ。自分でそう思えたとき、必ず神様が何かをくれるんだよ」

その患者さんは当時70代で、不動産関係の会社を一代で築き上げた方でした。

「普通に働いているだけですよ。医者はみんなこうですから……」

私はそう答えました。心臓外科医としてそれが当たり前だと思っていたからです。

そのときはそれで会話が終わったのですが、「3倍働く」という言葉が強く心に残りました。2倍では月並みに思えますが、4倍ではありえない数字になってしまう。3倍という数字はその患者さんの実体験からくるアドバイスに違いありません。私は「そういうものなんだな」と納得して、それからは人の3倍働くことを意識しながら仕事に取り組むようになりました。

2002年、私は今の順天堂大学医学部心臓血管外科学講座教授の職に就くことになります。

採用の決め手になった理由のひとつは、当時の私が手がけていた「2000例」という冠動脈バイパス手術の症例数だったそうです。その数は、ほかの候補者たちの3倍だったと聞いています。3倍働き、3倍の結果を出していたからこそ、道は開けたのです。あのときの患者さんの一言は、私の〝今〟をつくってくれた原動力になりました。

患者さんは人生の先輩。人間として接する

「人の3倍働くと何かが見えてくる。必ず神様が何かをくれる」
という心構えを知ってからは、その言葉を意識して手術に取り組むようになりました。そのおかげで、その後の私の道が、大きく開けたと思っています。

当時、私が働いていた新東京病院には、全国土木建築国民健康保険組合が運営する厚生中央病院（東京都目黒区）から、冠動脈バイパス手術が必要なゼネコンの社長や役員を務めていた患者さんがたくさん紹介されて来ました。そうした人生の先輩たちとの出会いも、医師の世界とは違う世間一般の人たちの考え方や道理を私に教えてくれたのです。

その頃はインターネットが普及する前の時代で、患者さんは私に関する情報をほとんど知りません。そのため、手術の説明をするために顔を合わせてお話しする際は、お互いにあれこれと世間話をします。そんなやり取りのなかで勉強させてもらうことが多かったのです。そうしたフェイス・トゥ・フェイスのコミュニケーションから、患者さんとの信頼関係が生まれ、こちらが手術で結果を出すことによってますます信頼関係が強くなる。そ

ういった相乗効果のようなものもありました。

医師と患者の関係よりも人間と人間の関係に

また、今も私がポリシーにしていることですが、手術が終わって患者さんが元気になったら、「医師対患者」の関係はリセットして、「人間対人間」、あるいは「先輩対後輩」としてお付き合いするように徹していました。そうした関係から得られる知識や経験は、何物にも代え難い人生の宝物のようなものです。

しかし、周りの医師を見ていると、決して「人間対人間」の関係を築くことなく、ずっと「医師対患者」のままという人がたくさんいます。なかには自分が医師でなければ、とても出会えないような立場の患者さんに対しても、上から目線の傲慢《ごうまん》な態度をとっている医師がいます。いやでたまりません。そうした振る舞いに遭遇すると、心の底から「なんという連中だ！」という怒りがこみ上げてきます。

患者さんに対する居丈高な振る舞いをする医師は、自分の人生における宝物を手にするチャンスをみずから放棄しているようなものです。

「そんなやつらは豆腐の角に頭をぶつけていろ……」

とまで思います。私がさまざまな業種の諸先輩から今も大事にしてもらえているのは、その当時から「人間対人間」の関係を築いてきた賜物だと思っています。

輸血ができない患者さんだったから工夫が生まれた

そのうえで、患者さんからは手術についても多くを学ばせてもらっています。

たとえば、宗教上の理由から輸血を受けられない患者さんの「無輸血手術」もそのひとつです。手術では想定外の大出血が起こる可能性があるため、輸血を準備して臨むのが一般的です。そのため、輸血に同意しない患者さんを受け入れない病院や医師は少なくありません。

しかし、私は輸血への同意が得られなくても手術を断ることはしません。実際これまでに、無輸血での手術を希望される患者さんの心臓手術を20例以上行ってきました。輸血はできず、患者さんの体の中にある血液しか使えないということならば、目指す方向はあります。

「できるだけ出血が少ない手術をする」

それがアイデアを生み、工夫を重ねるのです。万一出血があっても、その血液を再び患者さんに戻す体制も整え、結果は、手術を断られてきたたくさんの患者さんに、元気を取り戻してもらうことができたのです。

無輸血手術を行った最初の患者さんは、かつて輸血を受けたことがある男性でしたが、輸血が原因でC型肝炎を患ってしまい、その影響から心臓も悪くなっていたのです。そのため、「もう二度と輸血は受けない」と決心して入信したという経緯がありました。

当時は、人工心肺装置を使って冠動脈バイパス手術を行ったのですが、肝臓の状態が悪いため、通常よりも出血が大量で、止血するだけでも大変な苦労をしました。

また、その頃はC型肝炎についての医学的な知見が不足していた時代で、「患者さんに使った針を誤って自分に刺してしまったら感染する」といった考えがありました。そのため、スタッフはおっかなびっくりで作業していて、私も慎重に時間をかけてメスを扱わなければなりません。そのうえ、「大出血したらやり直しがきかない」という大きなプレッシャーも感じていました。

マンガの主人公にも負けたくなかった

医師で作家の大鐘稔彦《おおがねとしひこ》さん（作家名・高山路爛《たかやまろらん》）原作の『メスよ輝け!!』というマンガでは、主人公の外科医・当麻鉄彦《とうまてつひこ》が宗教上の理由で輸血できない患者さんを手術して命を救います。

「おまえはこんなところで当麻鉄彦に負けるのか！」

そう自分を叱咤《しった》して、はじめての無輸血手術をなんとか完遂させたことを覚えています。手術を終えた患者さんが、元気になって退院して行ったときは感無量で、「ああ、これで俺も一皮むけたな」と感じたものでした。一番最初の無輸血手術がきわめてハードルの高い手術だったため、その後の無輸血手術は精神的に楽に臨むことができました。1例目の患者さんから学んだことで、成長できたのです。

手術症例数を数多く積み重ねた新東京病院では、最初の段階からかなり難しい症例が多くありました。関節リウマチを患っていて、手足を動かすことができずに〝固まってしまっている〟患者さんの心臓手術を行ったこともあります。そうした「最初の手術が一番ハードだった」という経験と学びがその後につながって、飛躍的に症例数が増えた一因になりました。

また、そうした困難な状態だった患者さんが手術を終え、元気になって退院して行く姿を見て、スタッフたちには新東京病院心臓血管外科の一員としての自覚や自信が生まれました。すべて患者さんが育ててくれたのです。

根っからの傭兵根性。教授の座をすぐに去ったわけ

45歳のとき、私ははじめて大学教授になりました。昭和大学医学部が横浜市都筑区に新しい附属病院を開院することとなり、その循環器センター長兼教授としてオファーが舞い込んできたのです。

新東京病院の心臓血管外科部長だった私に白羽の矢が立ったというわけです。

心臓外科医としては、42歳のとき、新東京病院での年間手術数が493例となり、とくに約350例を行っていた冠動脈バイパス手術数では日本一となっていました。大学では看板となるような外科医がほしかったのでしょう。

ですから教授とはいえ、講義をする機会はそう多くはなく、私への期待は患者さんの手術で実績をあげること。ところが、昭和大学横浜市北部病院循環器センター長兼教授として取り組んだ心臓手術数は、最初の年が100例ほど、次の年も180例と、新東京病院にいた頃と比べ半分以下にまで減っていったのです。

大学教授である前にひとりの外科医である私の使命は、手術で患者さんの病気を治すこ

とです。病院のそばに家を購入し、早朝から深夜まで患者さんに接することのできる体制をとったのも、ひとりでも多くの患者さんを手術するためでした。私はいつなんどきでも手術を行える体制で、防御しつつ寝る必要があり、至近距離に家を構えたのでした。

けれど、その家にはほとんど住むことはありませんでした。それほど、手術の機会が減ってしまっていたのです。家族が暮らす松戸の自宅に帰るだけの十分な時間があったからです。

自分を待つ患者さんがいなかった

それほどに手術の機会が少なくなってしまったことに私は戸惑っていました。新東京病院時代、外科医は年間３００例、４００例の手術をすることが当たり前だと思っていましたが、それは病院を頼りにする患者さんがいて、その患者さんを手当てするスタッフや、手術チームがあってこそできることとでした。

昭和大学横浜市北部病院の周りは新しい住宅地であり、若い世代が多く住んでいたことも関係していました。60代以上に多い心臓病の患者さんがそもそも少ない地域だったのです。

「ここには自分を求めている人がいないのかな……」

そんな折に、順天堂大学医学部につながる知人のご縁により、

「欠員となった教授の後任を決める教授選挙に出てみないか……」

と、水を向けられたのでした。話を聞くと、

「新教授は手術の実績をあげられる人物であること」

それが最優先課題でした。たくさんの手術を待つ患者さんがいることも伝わってきました。

順天堂は伝統ある私学医学部です。附属病院である順天堂医院は知名度も高い名門病院で、JR・御茶ノ水駅から数分の都心のど真ん中にある大病院でした。胸部外科、小児の心臓外科領域では確固とした実績をあげていたうえ、私の専門である冠動脈バイパス手術では東京でも三本の指に入るような病院でした。

順天堂に飛び込むことは、私にとっての関ケ原だった

大学としては成人の心臓外科、とくに患者さんの多い心臓血管外科領域での臨床面での実績、つまり手術実績をさらに高めていきたいという事情もあったのです。まさに私のいるべき場でした。

「その期待に応えられるのは、自分しかいない」

と、私は確信しました。

普通に考えてみると、昭和大学の教授になったばかりだし、まずはその職にとどまるで

しょう。でも、「そうなのか？　いや、違うだろう」と言う自分もいたのです。

「おまえを待っている患者さんがいるということだろう」

自分の内なる声はさらなる決断を迫りました。

「ここは関ケ原だ。天下を取れるかはわからない。けれど、今それをやらないと、おまえはなんのために今までやってきたんだ」

それで勝負をかけようと思いました。順天堂大学医学部の教授選挙を前にした面接というか、プレゼンテーションの際、私はこう話したことを覚えています。

「ここを関ケ原と思って臨んで来ました」

もはや、教授選挙に勝つか負けるかではなく、この場に自分がいなければならないという思いを述べていたのです。こういう面は今の私にもあります。大きな局面で雌雄を決するためには闘いを乗り越えなければならない。闘いの場をみずから求めていく傭兵根性《ようへいこんじょう》というようなものが私の性《さが》なのです。

心臓外科教授の使命は、手術で病気を治すこと

順天堂大学医学部の外科学教室心臓血管外科学講座教授として着任後まもなく、当時の理事長からこう告げられたことを覚えています。

「ここにはいろいろな患者さんがみえます。ここをかかりつけにしている政財界、官界のトップも来ます。そのときは、国を動かしているような要人を全力で助けなければなりません。覚悟してください。そういう病院です」

2002年の7月でした。

私は与えられた使命に応えるべく、まず目標を掲げました。自分の手がける手術数だけでなく、総合的な心臓血管外科部門全体として「年間手術症例数500例」を目指すことにしました。

手術数を増やすということは、ひとりのがんばりではどうにもなりません。チームとして機能する体制をつくり、手術の開始時間も午前9時スタートと早めたり、当時の順天堂ではできていなかった手術記録の作成にも取り組んだものです。そのうえで、医師や看護

師のレベルアップをはかるため、教育も行い、手術には薬剤師に加わってもらうなどの改革も同時に進めていきました。

目標に掲げた年間500例の手術数は着任4年目の、2005年に達成できました。心臓手術数では全国の大学病院のトップとなったのです。その後も手術症例数は伸び続け、2008年には年間640例となりました。

目標とした手術数は達成したが……

「年間500例」という達成した数字だけを振り返れば、臨床面での最大の使命は果たせていたこともあり、順風満帆のように思われるかもしれません。

しかし、内情は違いました。

狭心症などの虚血性心疾患の治療においては、冠動脈バイパス手術のように胸部を大きく開胸する手術を避け、主に循環器内科が行うカテーテル内挿術《ないそうじゅつ》による血管内治療が徐々に増えていました。開胸しない分、患者さんの負担も少ないからです。

焦りました。一方で冠動脈バイパス手術の手術数が、毎年右肩下がりで減ってきたからです。患者さんにとって負担の軽い治療はなによりも魅力です。詰まっている冠動脈が1～2本の場合、冠動脈バイパス手術より、カテーテルでの治療を希望した結果です。

「苦しんでいる患者さんを手術で治す」

という私たちの使命が揺らぎ始めていたのです。

上皇陛下の手術後、外科手術は劇的に増えた

ただ、教授着任後に総合的な心臓血管外科を目標に定めていたことで、私たちは救われることになるのです。超高齢社会となり、高齢者の心臓弁膜症が増え、なかでも大動脈弁《だいどうみゃくべん》狭窄症《きょうさくしょう》の患者さんが急速に増えてきたのです。

大動脈弁は心臓にある４つの弁のひとつで、開いたり閉じたりしながら、左心室から大動脈へ血液がスムーズに流れるように調整している弁です。食生活の欧米化や高齢化の影響で動脈硬化によって起こることの多い病気で、初期症状は階段の上り下りの際、息苦しくなることなどで見つかることが多いのです。

その弁を修復したり、人工弁に取り換えたりする手術が増えたこともあり、心臓血管外科全体としては課せられた使命を維持できていたと思います。

「手術で患者さんの病気を治す」

これが私の使命であることは変わりませんが、大学病院の臨床面をあずかるリーダーとしては、患者さんの希望する医療体制をとることも重要なことです。私が手術数にこだわ

らなくなったのもこの頃からです。また、私たち心臓血管外科がカテーテル治療を始めたのも同じ頃からです。教授も、一外科医も変わっていかなければならないのです。

カテーテル治療の普及で減り続けていた外科手術は、上皇陛下の心臓手術後、劇的に増えていきました。その手術については詳しくは第4章で触れますが、いずれにしても陛下のご公務復帰とともに、

「バイパス手術は、そこまで元気を取り戻せる手術なんだ」

ということが広く伝わったからと考えています。

不思議なことです。手術数の呪縛《じゅばく》をみずから解いたときから、手術数は再び右肩上がりとなったのです。

郵便はがき

おそれいりますが
63円切手を
お貼りください。

1028641

東京都千代田区平河町2-16-1
平河町森タワー13階

プレジデント社
書籍編集部 行

フリガナ		生年（西暦） 年	
氏　名		男・女	歳
住　所	〒 TEL　（　　）		
メールアドレス			
職業または学校名			

ご記入いただいた個人情報につきましては、アンケート集計、事務連絡や弊社サービスに関するお知らせに利用させていただきます。法令に基づく場合を除き、ご本人の同意を得ることなく他に利用または提供することはありません。個人情報の開示・訂正・削除等についてはお客様相談窓口までお問い合わせください。以上にご同意の上、ご送付ください。

＜お客様相談窓口＞経営企画本部 TEL03-3237-3731

株式会社プレジデント社　個人情報保護管理者　経営企画本部長

この度はご購読ありがとうございます。アンケートにご協力ください。

本のタイトル

●ご購入のきっかけは何ですか?(○をお付けください。複数回答可)

1 タイトル　2 著者　3 内容・テーマ　4 帯のコピー
5 デザイン　6 人の勧め　7 インターネット
8 新聞・雑誌の広告(紙・誌名　)
9 新聞・雑誌の書評や記事(紙・誌名　)
10 その他(　)

●本書を購入した書店をお教えください。

書店名/　(所在地　)

●本書のご感想やご意見をお聞かせください。

●最近面白かった本、あるいは座右の一冊があればお教えください。

●今後お読みになりたいテーマや著者など、自由にお書きください。

どうもありがとうございました。

心臓外科医は常に変わらなければならない

上皇陛下に冠動脈バイパス手術を受けていただいたことは、狭心症や心筋梗塞で苦しむ患者さんたちに希望の灯をともし、治療する側である「心臓血管外科」全体に対して大きな貢献になったと自負しています。そのあたりの事情を、心臓手術にかかわる手技から振り返ってみたいと思います。

その頃、心臓血管外科は〝危機的〟ともいえる状況であったことは前項でも触れました。具体的には、2004年に「薬剤溶出性ステント」という医療デバイスが登場して以来、心臓手術を受ける患者さんがどんどん減っていたのです。

狭心症などの虚血性心疾患に対する治療は、循環器内科が行うカテーテル治療と、心臓血管外科が行う冠動脈バイパス手術が大きな2本の柱になっています。

カテーテル治療は、詰まったり狭くなったりしてしまった冠動脈の血管内に向けて手首や太ももからカテーテルを挿入し、先端のバルーンを膨らませて血管を拡張します。バルーンにはステントと呼ばれる網目状になった金属の筒が取り付けられていて、バルーンを膨らませるとステントが血管を内側から押し広げるように固定され、狭窄《きょうさく》している血管の血流が戻ります。

外科手術と異なり、胸を大きく開く必要はなく、患者さんの負担も少ない低侵襲な手技です。しかし、課題がないわけではありません。処置後しばらくすると、血管内に留置されたステントの網目状の部分に新たな組織がこびりつき、高い確率で再狭窄を招きます。そのため、再治療として冠動脈バイパス手術が行われるケースが多々あったのです。

それが、２００４年以降、新たな組織の増殖を抑える免疫抑制剤を塗布した薬剤溶出性ステントが使えるようになったことで、再狭窄率が格段に減りました。患者さんにとっては負担が少ないうえに、再狭窄も起こらない状況はたしかに魅力です。そのため、軽度の狭窄では、冠動脈バイパス手術を選択する患者さんが減ってしまったのです。

心臓弁膜症の治療にもカテーテル治療が登場

心臓手術をめぐる状況はその後も変わってきています。これまでカテーテル治療とは縁のなかった心臓病にも、カテーテル治療が登場してきたのです。

そのひとつが、循環器内科が手がける「ＴＡＶＩ《タビ》」（経《けい》カテーテル大動脈弁留置術《だいどうみゃくべんりゅうちじゅつ》）という治療法です。２０１３年に健康保険の適用になったＴＡＶＩは心臓弁膜症のひとつ、大動脈弁狭窄症に対する血管内治療で、壊れてしまった心臓の弁をカテーテルを使って人工弁に交換します。開胸する必要がないうえ、人工心肺装置も使わないため、患者さんの負担が少なく、これまで手術できなかったようなおおむね80歳以上の高齢者が主な対象です。

近年、大動脈弁狭窄症の患者さんは急速に増えています。心臓が送り出す血液の出口にあって、逆流を防止する大動脈弁が動脈硬化などによって硬くなり、極端に開きにくくなる病気です。血液の流れが悪くなるため、胸痛や息切れなどの症状が表れ、重症化すると突然死に至るケースもあります。日本では女性が長寿であり、高齢に伴って女性ホルモンの枯渇が急激に起こり、とくに大動脈弁の石灰化を招く可能性が高くなります。そのため、女性に多い病気です。

内視鏡による心臓手術への挑戦

TAVIが登場する前は外科手術が治療の中心でした。そんな状況が一変して、患者さんの多くが循環器内科に向かうようになったのです。その結果、心臓血管外科には、難しい再手術や、いくつも合併症を抱えて全身状態が悪い患者さんが回って来るようになりました。そうした患者さんは回復にも時間がかかりますから、当然、治療する心臓血管外科は負担が大きくなりました。

ＴＡＶＩが広まり、こうした状況が続くと、若い医師たちは心臓血管外科に近寄らなくなってきます。手術を受ける患者さんが減り、むしろ負担が増加し、次代を担う若手医師が減る……という悪循環に陥ってしまったのです。

そんな苦境を打破するため、順天堂医院の心臓血管外科は方向転換を迫られました。そのひとつとして人心の一新をはかり、滋賀医科大学で心臓血管・呼吸器外科の教授を務めていた浅井徹《あさいとおる》先生を招聘《しょうへい》し、２０１９年にはハートセンター長に就いていただきました。

また、循環器内科が手がけるカテーテル治療のような負担が少ない低侵襲治療を、心臓血管外科でも取り入れました。たとえば、「ＭＩＣＳ《ミックス》」と呼ばれる小切開手術があります。従来の開胸手術のように胸骨を大きく切らず、内視鏡を使って処置する手術法で、患者さんにとっては、小さな傷で済んで体の負担が少なく、短期間で退院できるというメリットがあります。数年前にＭＩＣＳが登場した当初は、疑問点もあって個人としては取り組んできませんでしたが、２０１９年から私も手がけることにしました。みずから成果を示し、次の世代の心臓外科医たちの新しい手段のひとつを残したいと考えたのです。

心臓手術の未来のために、まだまだ新しい挑戦を続けているのです。

外科の学会では異端児

2012年の2月に上皇陛下（当時の天皇陛下）の手術を執刀したことで、外科医不足が囁《ささや》かれて久しい医学界でも、外科医を目指す若い学生たちが増え、大学病院の医局にも集まり出したのです。外科医として次の時代につながることでもあり、私たちは素直に喜びました。

私自身も、東京大学と順天堂大学の合同チームの一員として陛下の手術に携わらせていただいたこともあって、手術以外にもさまざまな他業種の講演会に招かれたり、ほかの医療機関から手術指導を依頼されたりするなど、自身の活動に対する評価を得ていました。

しかし、医学界、とくに外科の学会が私をどう見ていたかというと、世間の評価とはやや違う反応だったのです。あるとき、身近な医師仲間がこんな学会関係者の「声」を知らせてくれました。

「天野は特別に引き上げられて特別な手術をした人間だ。だからあいつになりたいと思っても、目指すべき目標にはならない……」

そんな内容の話が広まっているということでした。すべては私が至らないからそうした声があがっているのでしょう。

「これまで以上に自分を律しなければならないな……」

そう強く思うだけでした。

学会からすれば「あいつは何者」

たしかに私は、心臓外科領域の学会では浮いた存在でした。その当時、学会でリーダーシップを握っていた主要なメンバーは、東京大学、京都大学、大阪大学など国立大学の医学部出身の医師たちでした。そういうエリートからしてみれば、日本大学出身で民間病院を渡り歩いてきた私は、順天堂大学の教授ではあっても〝異端児〟だったのです。

背景には、学術的な活動をほぼ何も行ってこなかったことがあります。手弁当で学会活動をされている先生方からすれば、「あいつは何者なんだ」と思われてもしかたありません。

それでも、機会を見つけては参加していた学会でしたが、先の一件以降、学会という〝村社会〟から次第に遠ざかり、最低限の活動しかしない状態になりました。

これは当時の私の至らなさでもあるのですが、どこかで日本の外科領域の学会を軽んじていた面があったことは否定できません。

上皇陛下の手術の翌年には、心臓血管外科の領域ではトップクラスに位置するアメリカの胸部外科学会のメンバーに加わらせていただきました。当時は年間800人から900人ほどしか正式会員になれない狭き門です。そんな学会のメンバーになれたこともあり、「日本国内の学会など相手にしなくていい……」

そんなおごりにも似た気持ちもありました。

結局は教授らの名誉のために開かれている

かつて、私もある学会を開催する大会の長に指名されたことがありましたが、お断りさせていただきました。理由はいくつもありますが、純粋に患者さんのための外科技術の向上につながるのか——と、思いをめぐらせても私の結論はノーでした。

結局、自分自身の名誉や、名前を残すために開催されているのが、日本の医学界のさまざまな学会であるような気がしてなりません。つまりは、先生方の自分自身のための学会だからです。

私の医局の若いスタッフたちに、何かプラスになることがあれば参加もしていくのですが、学会の準備のために忙しくなり、せいぜい「ああ、そんなお祭りをやったな」といった思い出を残せるくらいでしょう。それならば、大会運営で必要になる費用と時間を別のことに使ったほうが患者さんのためにつながっていきます。

自分が本来の生業《なりわい》である手術をすることで外部からの支援を得て、若い医師たちを海外に送り込んで勉強させるほうがよっぽど実になるという思いさえあります。

そもそも、私はアカデミックなタイプの医師ではないということでしょう。そういうものに対してあまり価値を感じないのです。学会の会長に上り詰めることが最優先だと考えている教授はたくさんいます。しかし、私は違います。そんなことに労力を注ぐため医師になり、外科医になったわけではないのですから。

忘れない手術。かかわる全員のプライドが成否を分ける

もうまもなく9000例を数える手術を執刀することになりますが、自分のなかで忘れられない手術がいくつもあります。そのひとつが、私が亀田総合病院の心臓外科医長だった頃に行った、Kさんという69歳の女性の手術です。

Kさんは、大動脈の一部が〝こぶ〟のように膨らんでいる解離性大動脈瘤で、医学部時代の同級生から紹介されて来た患者さんでした。〝こぶ〟が大きくなると破裂して命にかかわる危険があるため、〝こぶ〟の部分を人工血管に取り換える手術が必要です。しかも、Kさんは背中側の下行大動脈から腹部までの大動脈全体が大きく膨らんで〝こぶ〟になっている状態で、その範囲の大動脈を取り出し、すべて人工血管に交換する必要がありました。さらに、大動脈につながっている腸、肝臓、腎臓の血管もつくり直さなければなりませんでした。

現在でも非常に難易度の高い手術ですが、当時の私は30代前半で怖いもの知らずでした。「技術的には十分できる」と思い上がり、「とにかく縫えばいいんだ」と考えていたのです。

しかし、いざ手術に臨んでみると、想定以上の困難に見舞われました。1カ所を縫ってから次の処置に進むと、先ほど縫った部分からまた出血が起こります。進んでは戻って縫い直す……の繰り返しで、縫っても縫っても終わりが見えてこないのです。だんだん果てしない作業に思えてきて、手術開始から9時間、全体の半分くらいまで進んだところで気力の糸が切れてしまいました。そして、「もう、どうなってもいいよ」という情けない言葉が口をついてしまったのです。

18時間に及んだ手術はスタッフ全員のプライドの結晶

執刀医のそんな投げやりともあきらめともいえる言葉に対し、すぐに怒鳴り声をあげたのが器械出しを担当していた20代の看護師でした。

「先生がそんなこと言ったら、患者さんはどうなるんですか！　先生がなんとかしてくれると思っているから、私たちはずっと先生についてきたんです！」

その一言で、私は正気に戻りました。あきらめるわけにはいかない――。再び気力と体力を奮い立たせて手術を続けました。

途中、圧迫止血が必要になったときには、スタッフに止血をまかせ、いったん頭を冷やすために退出してシャワーを浴びに行きました。気持ちと体をすっきりさせて手術室に戻ってからは、再度ひとつひとつの処置を確実に行い、どうにか18時間に及ぶ手術を乗り切ったのです。

Kさんは術後に脳出血などの合併症を起こすこともなく、順調に回復されて退院して行きました。

このときの手術は、「手術は自分ひとりだけの闘いではない」ということを強く感じさせてくれました。技術的にも精神的にも支えてくれるチームのスタッフがいるからこそ、あきらめずに立ち向かっていけるのです。そして、自分が抱いている「患者さんを助けたい」という思い以上に、スタッフたちは「助けることができた」という結果を、自分のプライドにしていることを痛感しました。

手術の成果を外科医はひとり占めしてはならない

その後、私は大学病院の教授や病院院長といった責任ある立場をまかされることになりますが、その際、「働いているスタッフがプライドを持てる病院にしよう」といった言葉を何度も口にしてきました。その原点になっているのが、Kさんの手術での経験なのです。よく、「手術はチームの総合力が大切だ」と言われますが、多くの外科医はその手柄をひとり占めしているのが現実です。まさに、「一将功《いっしょうこう》成《な》りて万骨《ばんこつ》枯《か》る」（ひとりの輝かしい功績の陰には、それを支えた多くの無名な人々の働きや犠牲がある）という言葉そのものといえます。

しかし、私と一緒に手術をやってきたスタッフたちは、

「そこに自分がいなければ〝患者さんを助けられた〟という結果はなかった」

というプライドを全員が共有しています。だからなのでしょう、かつての手術の思い出話をする機会があると、

「あのときの天野先生は、とんでもないことを言ったり、やったりしていましたよね」

などと振り返ります。

「私がいなければ、先生は今のような環境にいることはなかったでしょうね」

と言ってくるスタッフがたくさんいるのです。

スタッフひとりひとりに、執刀医だけでなく自分を含めたチームのみんながいたからこそ患者さんが元気を取り戻せた、という自負があるのです。これこそが、私が求めている「プライド」なのです。

患者さんの死は、外科医を全否定された思いになる

18時間に及んだKさんの手術を乗り越えて以来、私は手術中に決して弱音は吐かず、最後まであきらめることなく立ち向かっています。

しかし、それでも助けられなかった患者さんがいるのも事実です。そして、結果を出すことができなかった手術のほうがどうしても強く心に残ります。亡くなった患者さんのお顔は、年月がたっても忘れられないのです。

近年、高齢化が進んだ影響で、心臓手術を受ける患者さんは、ほかに基礎疾患があるなどの事情で、全身状態が悪いなかで手術に臨むケースが増えています。

その場合、手術そのもの以上に、術後に合併症を起こすリスクが高まります。合併症のなかには、心臓や血管という局所ではなく体全体の問題に直結しているものも少なくありません。その結果、無事に手術が終わっても、かつての健康を取り戻せないまま亡くなってしまう患者さんもゼロではないのです。

いっぽうで、手術を終え、リハビリなどの回復期までたどり着けずに亡くなってしまう

患者さんはほぼいません。一度は快方に向かうのですが、その後の回復力は、やはりご本人の身体状態によるところが大きいのです。そのため、私は事前にこう説明をしています。

「手術をしてもかつてのような健康を取り戻せる可能性は高くないと思います。しかし、現在の状態を改善できるとすれば、その方法は手術しかありません」

そのリスクについて、本人や家族にきちんと丁寧に説明し、納得して同意いただけなければ手術は行いません。そのうえで、

「それでも手術してもらいたい」

という患者さんや家族の思いを受け止め、手術に臨むのです。

しかし、力及ばず結果的に患者さんが亡くなってしまうことがどうしても起こります。そんなときは強烈な敗北感を覚え、外科医としての自分が全否定された感覚になります。

結果に納得できない患者さん家族の要求に落ち込む

さらにそうしたケースでは、結果に納得できない患者さんの家族から、カルテの開示などの要求を突きつけられることがあります。手術の前にきちんとリスクについて説明を重ね、しっかり同意を得ていても、そうした事態が起こる。それが現実です。

私も心臓弁膜症の手術を受けた父親を亡くしているので、大切な人を失った家族の気持

ちはよく理解できます。だからこそ、その患者さんの手術に至るすべてを反芻《はんすう》するのです。

そうしたとき、自分自身に問いかけることがあります。

「おまえには功名心がほんとうになかったか」

「この手術を行って、厳しい状態から助け出すことができればご本人や、ご家族に喜んでもらえる、というのもおまえの功名心のひとつなんだぞ」

自分を追い詰めるような厳しい問い方をすれば、そこに功名心がまったくなかったかと言われると、そう言い切れないところもあるのです。そのため、さらにどんどんと精神的な溝に深く落ち込んでしまうのです。手術の不成功は「死」を意味しますし、手術の成功率は100パーセントではありません。しかも、そのままの状態では死を待つだけというリスクが高い患者さんを手術するわけですから、外科医をしている以上、残念ながら患者さんが亡くなることは避けては通れないと覚悟はしています。もちろん、自分ではベストだと思えることに全力を注いでいます。それでも、悪く言う人がいるのも事実なのです。

それでも患者さんのために邁進しなければならない

そうしたネガティブな出来事が重なっていくと、自分が外科医である意味や存在意義について自問自答を繰り返します。

「それなら、手術をやらなければいいのではないか」

という答えにいき着く外科医も少なくありません。しかし、私はそうした答えだけは出さずに今を迎えています。

「患者さんを救うために人生をかけて邁進する」

という信念のもと、患者さんとの信頼関係が築けていると確信を持ったうえで、そのときその最善の手術に全力を傾け続ける。それが外科医である〝あの日〟からの私の務めだと思っているからです。〝あの日〟――それは、私自身の父を心臓病の手術で失った日からの思いです。

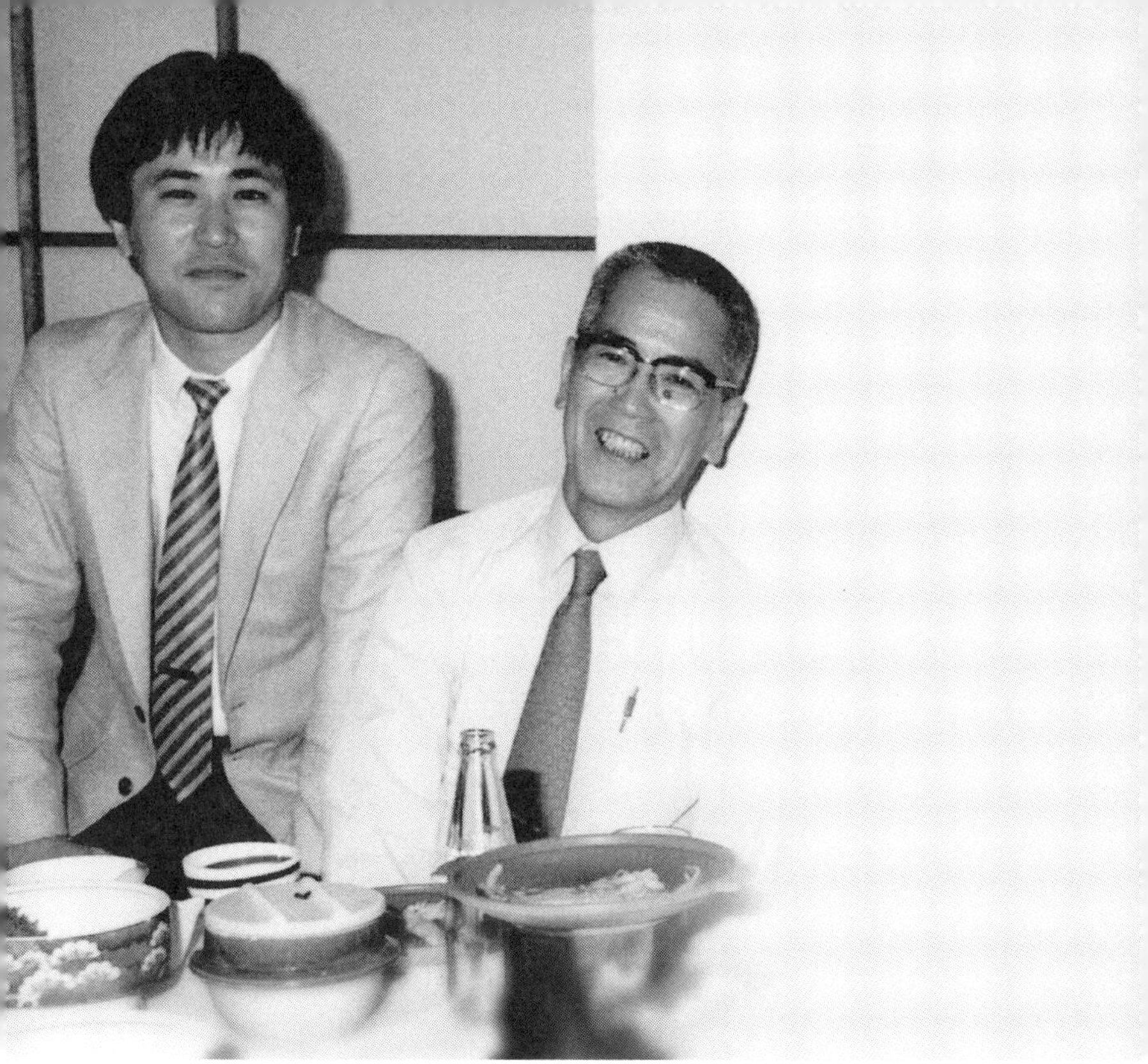

第3章 原点

父の死、母の教え、祖父の生き方

父・甲子男のこと
――寡黙な教養人

この本を書こうと思ったきっかけは、私のファミリーヒストリーにこそ、自分の原点があると思ったからです。

私は外科医として常に、「手術で病気を治し、患者さんの元の元気な生活を取り戻す」ことを信条にやってきました。それは両親、とくに母にいつも言われてきた「人の役に立ちなさい」という教えが、私のなかで生き続けているということでもあります。

高校生のとき、心臓病で苦しむ父の姿を見て医師を志した私ですが、じつはまだ幼い頃、「医者になれ」と祖父に言われて育ちました。

三浪の末に医学部に合格したとき、父は本当に喜んでくれ、退職金を前借して入学金を工面してくれました。その父は66歳のとき、心臓弁膜症の三度目の手術で帰らぬ人となり、私は大きな喪失感のなかで、外科医としての覚悟を誓ったものです。

母は、私が母のことを気遣うと、

「家のことよりも、おまえは患者さんのことを考えていなさい」

と、いつも同じ言葉が戻ってきました。

外科医として、世のため人のために生きる道を選んだことは、家族の生きざまからの感化もおおいにあったと私は思っています。家族との歴史を私なりに追ってみました。

父の遺した手帳にあったサミュエル・ウルマンの詩

私は1955年10月、埼玉県蓮田町に生まれました。現在の蓮田市です。

父は甲子男《かしお》、母は与志子《よしこ》で、ふたりは戦後に見合い結婚し、母の実家である天野の姓を継ぐことになりました。天野家の家業は地元蓮田でLPガスなどを扱う燃料商でしたが、ふたりが結婚したとき、父はまだ勤め人で、当時の国鉄に勤めていました。その父の歴史からひもといていきます。

家では寡黙な父でしたが、本を読むのが好きで、雑誌も読むし、全集ものなどは東京の神田神保町まで行って古本を見つけ出してくるような教養人でした。

その父が亡くなってしばらくした頃、私は父の遺したものを整理しているとき、一冊の使い込んだ革の手帳を見つけたのです。パラパラめくっていくと、手帳の最後のページにある詩が書き写されていたのです。

《青春とは人生の或る期間を言うのではなく心の様相を言うのだ》

《年を重ねただけで人は老いない。理想を失うときに初めて老いがくる》

サミュエル・ウルマンの「青春」という詩の一節（岡田義夫訳）でした。

父は手帳のそのページを何度も見返していたのでしょう。皺《しわ》だらけになっていました。ウルマンはドイツ生まれのユダヤ系アメリカ人で、「青春」はウルマンが70代で書いた作品だったそうです。それにしても父はなぜこの詩に惹《ひ》かれていたのでしょう。父の知らない一面を見つけたような思いで、その後の私もウルマンの詩を眺めるようになりました。

旧制中学を出てすぐに出征

父は1924年（大正13年）の生まれで、干支《えと》では甲子《きのえね》のねずみ年生まれ。だから「甲子男」という名前になったのだそうです。埼玉県東部の白岡町（現・白岡市）の野牛《やぎゅう》というところの農家の次男でした。

父の両親、つまり私の父方の祖父母は、大久保姓なのですが、大久保家のお墓は子供心にも、とにかく大きかった記憶があります。土葬で先祖代々が眠っている墓所の真ん中に大きな墓石があり、10坪以上あったのではないでしょうか。米や梨を作る農家でしたが、きょうだいの多くに高等教育を受けさせていたことからも、暮らし向きは悪くはなかったようです。

きょうだいは6人いましたが、父の兄は地元の農業学校から、かつての師範学校を出ていましたし、父の弟は早稲田大学と中央大学卒で、その下の妹も早稲田大学。ところが、父だけは春日部の旧制中学を出てすぐに出征してしまったのです。太平洋戦争の始まった頃という時期も関係しているのでしょうが、学歴はそこまででした。

けれども読書が大好きで、教養という点ではきょうだいの誰よりもあったようで、

「甲子男は教養があるから……」

と、周囲から言われると父は本当にうれしそうでした。

この気持ちは私もよく理解できます。

なにしろ、三浪で、日本大学という私ですから、医学を学ぶスタート台としては二流三流なのです。でも、専門だけでは負けたくなかったので一生懸命にやってきたつもりです。ある種のコンプレックスをばねに生きてきたという部分は、父子の共通点かもしれません。

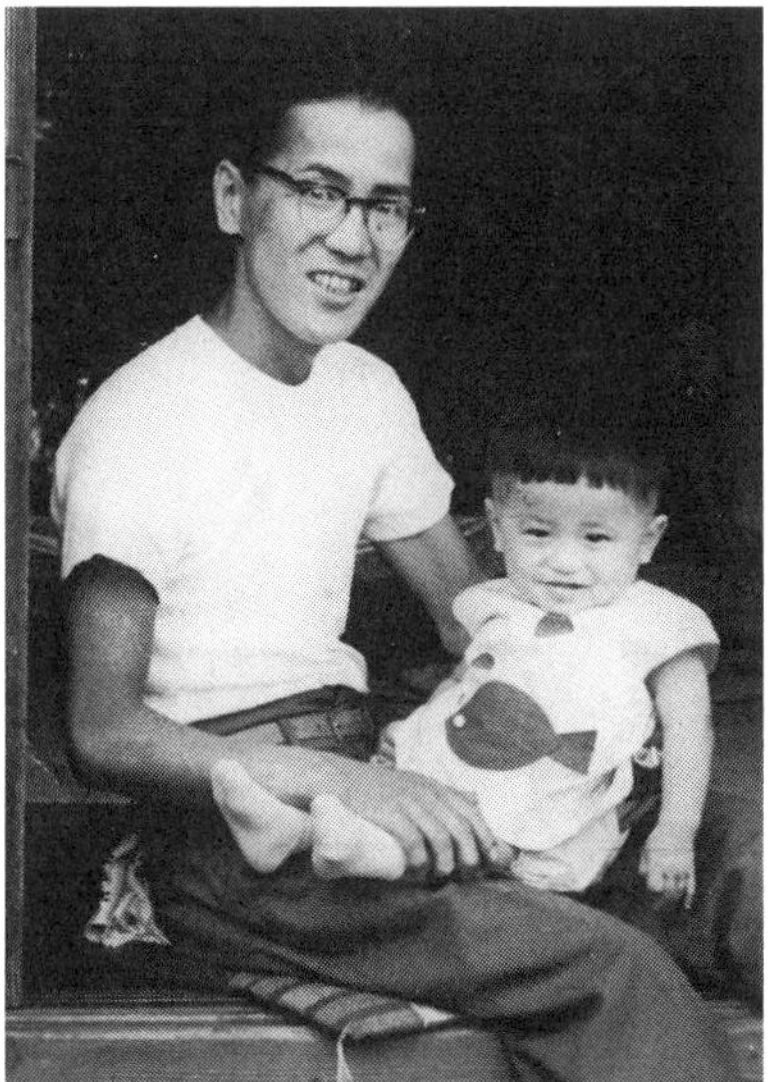

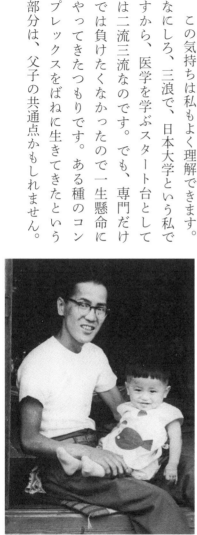

父・甲子男に抱かれた筆者（1956年）

医師につながる縁は父の血筋にあった

復員後の父は旧国鉄の上野駅に勤務していました。そのことが私に医師という仕事を知る最初のきっかけにつながっていたのです。

父の母、つまり私の父方の祖母はタケといい、同じ埼玉の久喜町樋ノ口（現・久喜市）の早川家の出でした。この早川家には医師が多く、祖母の長兄は東京帝国大学出身の小児科医で、きょうだいには帝大出の内科医と、東邦医専出の女性医師までいる家でした。

私にとって記憶が深いのは祖母の長兄にあたる大伯父の早川優《はやかわまさる》で、東大病院小児科医局勤務ののちに滝野川（東京都北区）の大蔵省印刷局東京病院長を務めた医師でした。

父は大伯父の早川優にかわいがられていました。上野駅に勤めていたことで、大伯父の出張や旅行の切符を手配していたのですが、今のようにコンピュータで取る時代ではなかったので、ある程度、父の裁量で融通ができていたのでしょう。大伯父の医師仲間の切符も引き受けて、大伯父は鼻が高かったのかもしれません。

そんなことで交流は常にあり、私も父や母に連れられて大伯父のもとにもよく行っていたのです。大伯父が勤める病院には普段から父も出かけていましたので、そんな折には私も一緒について行ったのです。また、自分自身も母に連れられて何度も訪ねました。私は幼かった頃、腸が弱かったこともあり、何かというと大伯父の世話になっていたのです。

診察室ではいつも笑顔で接してくれ、聴診器をあてながら私の顔を見つめてくれました。静かに胸の音や、お腹の音を聴《き》いていたのでしょう。その後にもらう薬を飲むと、お腹の調子もすぐに治っていたので、聴診器は魔法の道具のようにも見え、それ以上に、

「お医者さんは、すごいなあ」

と、医師を頼もしく思ったものです。その最初の記憶が、この大伯父だったのです。

病を医すは小医、人を医すは中医

医学部に合格したのを誰よりも喜んでくれたのは父でしたが、この大伯父もたいそう喜んでくれたそうです。だから、私が医学部に合格したとき、医師になったときと、大伯父には常に報告をしてきたのです。

「しっかり勉強しなさい」

「君が生まれたときにはお父さんは本当に喜んでいたんだよ」

と、そのたびに懐かしんでくれました。

大伯父の早川優は、私が亀田総合病院にいた頃、88歳で亡くなるのですが、その少し前、雑誌の「文藝春秋」に、〝日本で一番長く日記を書き続けている人物〟として取り上げられたこともあった人物です。だから、幼い頃の私が父に連れられて大伯父の家に遊びに行くと、書斎から日記を持ってきてはいろいろ教えてくれたものです。その克明な日記には、私も登場していました。

「甲子男にはじめて子供が生まれた……」

そんな記述もたしかにありました。

早川優の息子には、のちに東大病院分院の小児科助教授を務めた早川浩《はやかわひろし》がいました。私が結婚したとき、お祝いのスピーチをいただいたのですが、その祝辞はなかなか含蓄に富むものでした。中国の古典を例にしたお祝いの言葉でしたが、私は今も心に刻んでいます。

「病を医《いや》すは小医、人を医すは中医、国を医すは大医。せめて中医になれるように努力しなさい」

六朝時代《りくちょうじだい》（3世紀初頭～6世紀末）の書物『小品方《しょうひんほう》』に出てくる元の表現では、「上医医国、中医医民、下医医病」となるとのことですが、

「病気を治すことは当たり前であり、人に寄り添うことを目指しなさい」

と、私は理解しました。今も目指している私の医師観のひとつになりました。

婚約者を戦争で失った母・与志子との結婚

父が母の与志子と結婚したのは、父がまだ国鉄に勤めていた1954年（昭和29年）のことでした。母は1922年（大正11年）生まれで、父より2歳年上でした。

母の父は埼玉の蓮田で燃料商を営んでいた天野重太郎《あまのじゅうたろう》で、母はその次女でした。

父方の家系に医師が多いといいましたが、母方のほうは政治にかかわりが深く、重太郎、つまり私の祖父はのちに蓮田町議会議長も務め、使命感のかたまりのような人でした。もともとは愛知県三河《みかわ》の出で、口癖のように、

「たとえ自分の身が焦げても人の役に立ちたい……」

そう話す人物でした。私にはどうや

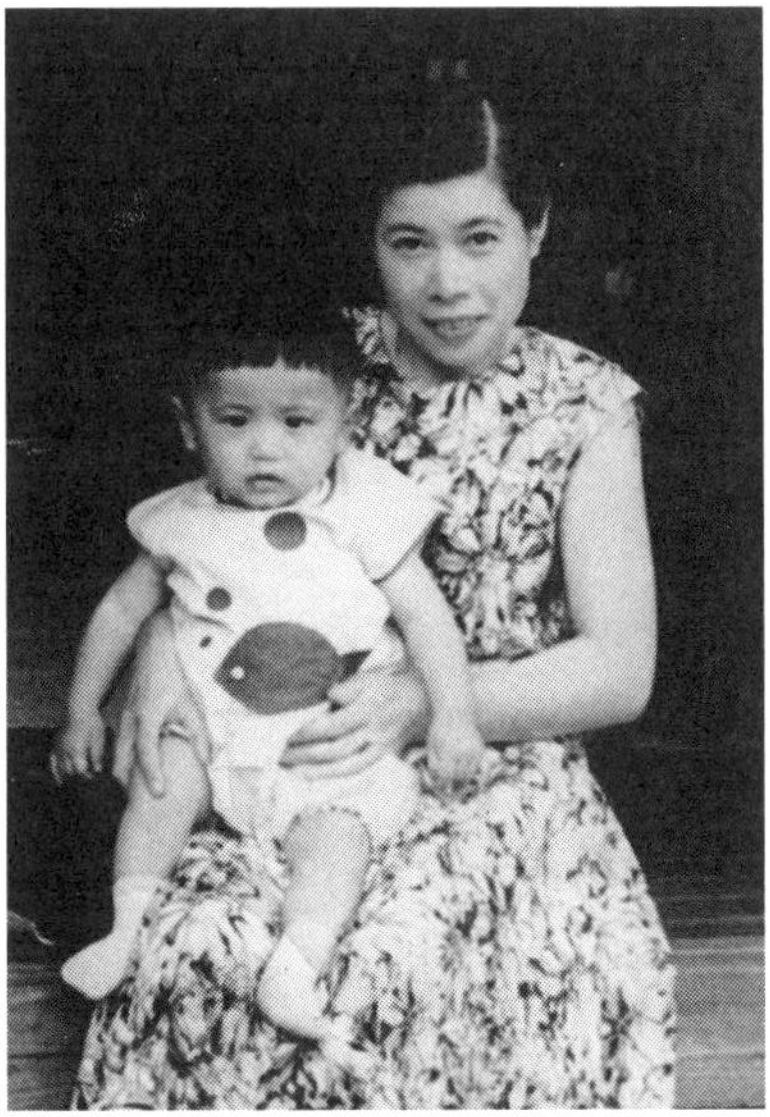

母・与志子に抱かれた筆者（1956年）

ら祖父・重太郎の血が濃く流れているのかもしれません。祖父のことについてはあらためて記します。

母の与志子は父・甲子男と結婚する前に婚約者がいたそうです。旧海軍の潜水艦「呂《ろ》号《ごう》」の副艦長だった軍人でしたが、太平洋戦争で艦艇もろとも戦死したとのことでした。そういう悲しい出来事がもしなければ、父と母は結婚していなかったということになります。とすれば、私がこの世に生を受けることもなかったかもしれません。そういう意味でも、戦争は時代と人の運命を大きく変えていたのです。

母の実家である天野の家系をたどると、終戦の際、アメリカの戦艦ミズーリ号での降伏文書の調印式に立ち会った軍人もいたようで、婚約者を失った母は、そのツテで終戦を迎えるまで陸軍の被服廠《ひふくしょう》に勤めました。軍服の製造を一手に担う部門です。母は東京の文化服装学院を出ていたので、衣類にはもともと関心があったのでしょう。

婿養子に入った父は家業の燃料商に

戦後にお見合い結婚した両親は、天野の姓を継ぎました。父は天野家に婿に入ったのです。当時の天野家は家業の燃料商の景気がよく、灯油、ＬＰガスなどの時代の到来とともに、人手はいくらでもほしかったのです。

それで、父は国鉄をやめ、天野家の家業に専念したのです。やがて従業員もいる有限会社となっていきました。社長は埼玉県議会議員でもあった母の弟である叔父で、父は専務になりました。

こう振り返ると、天野の家は燃料会社の社長一族かと思われる方もいるかもしれません。たしかに燃料商としては成功をしていましたが、決して裕福ではありませんでした。

私が生まれてから過ごしていた家は、戦時中に建てられた平屋の一軒家です。家族5人全員が寝ていた六畳間に、四畳半がふたつと台所だけの小さな家でした。映画の『ALWAYS　三丁目の夕日』の舞台となった鈴木オートのような狭い家で、両親と、私、妹と弟の5人が暮らしていたのです。

働く背中がいつも頼もしい憧れの父さん

父はよく働く人でした。汗と汚れで顔はいつも真っ黒でした。その頃の父の記憶を、私はのちに「文藝春秋」に寄稿したことがあります。

《都市ガスがまだ普及していなかった時代、夜中に、プロパンガスが切れたと電話がかかってきては、軽トラに飛び乗り、お客さんの家に向かう。私も助手席に同乗し、父がボンベの交換をしている間、車の番をしていたこともある。家業の中心となって働いていたのは、地方議員もしていた社長である伯《ママ》父よりも、父のほうだった。

小型のタンクローリーを使って、少し離れた団地まで灯油を届けにいった父は、話の上手さも手伝って、売り上げを伸ばしていた。》（「文藝春秋」２０１４年5月号）

働く父の背中を見ながら、

「いつか父の仕事を手伝ってあげたい」

それが小学生だった頃の私の素直な思いでした。

何かすごいことを言う父でもありません。物心ついてからも、ああしろ、こうしろとか、言われた記憶もありません。それでも、常に仕事に打ち込んでいた父の背中をいつも頼もしく仰ぎ見ていました。大好きな〝憧れの父さん〟だったのです。

そんな父が心臓弁膜症とわかったのは私が高校2年生のときでした。症状は軽くはなく、私は父からだったか、母からだったか、「いずれ、手術が必要になるような症状」であることを聞いたのです。

「そのときには自分が父を助けたい」

それが医師を目指した一番最初の理由だと思います。

心臓弁膜症を患った父がいたから、心臓外科医を志す

父・甲子男の心臓弁膜症は、私が医学部を目指して三浪を迎えていた頃にはさらに悪くなっていました。父が52歳のときでしたが、心臓にある4つの弁のうち、僧帽弁の状態が思わしくありません。

心臓には心房と心室にそれぞれ弁があります。肺静脈から心臓に戻ってきた血液は、心房で一時的にためられ、心室から全身へ送り出されますが、僧帽弁は左心房《さしんぼう》から左心室への流れを調整する弁です。その僧帽弁がきちんと閉じなくなり、血液の逆流や漏れが生じ血液の流れが悪くなっていたのです。そのため、息苦しい状態が続くだけでなく、心筋梗塞を起こすようにもなっていたのです。

私が医学部2年生のとき、状態はいっそう悪くなり、もはや投薬治療も限界で、

「手術をしなければ助かりません……」

と告げられる状態にまでなっていたのです。

父は三井記念病院で僧帽弁の置換手術を受けました。当時の日本では心臓病の手術症例数もトップクラスで、高い治療実績の名門病院でした。のちに医師になったとき、母校の大学病院には残らずに、研修医として最初に志望した病院でもありました。心臓外科医を志すためでもありました。ただし、結果は不採用となりました。

一度目の手術では劇的に回復したが……

その三井記念病院での手術で、父は悪くなっていた弁を、ブタの弁から加工した人工弁に取り換えたのです。この手術で、父の症状は劇的に回復しました。息苦しかった状態もほとんどなくなり、父は仕事にも復帰することができたのです。

「心臓の手術というのは、ここまで人を元気にさせることができるんだ……」

回復した父の姿を見て、私は心臓外科医になることに強く傾いていったものです。じつは、1回目の手術の段階で医師から、

「将来、もう1回は手術が必要になるでしょう。おそらく10年以内にそういう状態になる可能性は高いと思います」

と、言われていたのです。交換する弁となるウシやブタの生体弁を加工した人工弁は、人間の心臓の中では劣化も早く、当時は10年ほどがその耐用期間だったのです。それを聞き、

「そのときは、自分の手で……俺が手術をして、父を助ける」

という、明確な意思に変わっていたのです。

二度目の手術では私が第一助手として立ち会う

その言葉が現実になったのは、それから9年目を迎えた1987年でした。父は63歳でしたが、取り換えた人工弁の劣化が進み、新しい人工弁に取り換えるための手術が必要でした。すでに私も32歳で、亀田総合病院の心臓血管外科で働き始めて3年目。私の上司である当時の心臓血管外科部長に手術をお願いし、私はその第一助手として立ち会いました。まだ駆け出しの心臓外科医でしたが、漠然と思い抱いてきた「父を助ける」ことにつながると信じ、私は手術に臨んだのです。

ですが、思いとは別に、父のいい状態は長くは続きませんでした。その2年後の1989年、私は亀田総合病院の心臓血管外科医長になっていました。その年の6月に結婚もし、人生のすべてが輝いていたときでしたが、夏の終わり頃、父の状態は急速に悪化していったのです。再び心不全を起こすようになっていましたが、それは初回と違うタイプの心不全で、徐々に体力を奪っていくのが明らかでした。もうそんなに時間的な猶予はなかったのです。

三度目の手術で帰らぬ人となった父。その原因は自分がつくっていた

私が第一助手として立ち会った父の二度目の心臓弁膜症手術――。

その2～3年後、取り換えた人工弁がうまく適合しなかった父は再び心不全を起こすようになっていました。心不全は心臓から全身への血流がうまく供給されないことで起こります。なんらかの人工弁に関与する不具合が疑われました。

あらためて亀田総合病院に入院した父をいろいろ調べていくうちに、わかった事実に私は強い衝撃を受けました。

「人工弁を縫合した糸が緩み、血液が逆流していた――」

第一助手であったとはいえ、みずからも立ち会った手術が、父の苦しさの原因になっていたのです。

「絶対に助けたい……」

元気だった頃の父の顔が浮かんできました。ですが、元気にしてあげたいという思いのいっぽうで、再々手術のリスクスコアは15パーセントもあり、危険度は高く、自分が再度

手術をできる自信はありませんでした。それで、自分なりに症例を調べ、「この先生なら」という方に手術を託しました。父の住まいからもそう遠くない自治医科大学附属大宮医療センター（現・附属さいたま医療センター）で三度目の手術を受けたのです。私はひとりの家族として手術に立ち会うところまでが精一杯でした。

トラブルが5つも6つも起こった末に

当時の記憶を振り返るのは自分でもつらいものがあります。手術中にさまざまな合併症が起きてしまい、それは悲惨な手術となったのです。

そのときの気持ちを正確にたどる自信もありません。私のはじめての本『一途一心、命をつなぐ』（飛鳥新社、２０１２年刊）の一節をそのまま記します。

《トラブル続きの手術だった。心臓を補助していた人工心肺装置が外せなくなったり、下半身への血流が途絶えたり……。心臓の手術をする上で、「これだけはしてはいけない」というようなトラブルが、５つも６つも立て続けに起こった。今なら明らかな医療ミスとされるような内容だった。

手術後は、人工心肺装置を付けたままＩＣＵに入った。翌日、呼びかけると少し反応があったので、母を呼んだ。

「今、意識が出てきたから、ちょっと励ましてやってくれよ。もう少し治療に時間がかかるから。でも…多分、もう厳しいと思う……」

母は泣いていた。そして、ベッドに横たわる父を一生懸命励ましていた。

僕も父に話しかけた。

「父さん、これからよくなるから……。ちょっと寝てような」

嘘をついた。嘘が父との最後の会話になった。》

父の死から始まった絶対に負けられない闘い

その後、父の意識はほとんど戻ることはありませんでした。私は覚悟を決め、延命治療を続けることもやめる判断をしました。手術から1週間後のことです。父は息を引き取りました。66歳でした。葬儀は蓮田の自宅で行いましたが、その最中も、

「父の死は自分のせいだ」

と、私は自分を責め続けました。

すでに心臓外科医のはしくれだったこともあり、経験や知識から最善の選択をして手術を受けてもらったにもかかわらず、最悪の結末を迎えたのです。あの日の手術でのトラブルや、想定外の出来事は、心臓外科医として歩み始めた私に重い宿題を課しました。心臓

の手術をする以上、二度とこんな間違いを起こしてはならないのです。

「篤、あんなことだけはするなよ」

と、父が自分の命と引き換えにして教えてくれたような気がしてなりませんでした。いわば身をもって示した〝遺志〟だったのです。

「父を連れて行った閻魔様《えんまさま》と闘ってやる」

それが、喪失感のなかで導いた結論です。心臓外科医としての〝絶対に負けてはならない闘い〟はここから始まったのです。

「今の自分であれば、きっと助けられた……」

そう思うことはときどきあります。今でも夢に出てくる父はいつも、元気で一生懸命に働いていた頃の姿ばかりです。そういう私も、父が亡くなった年齢に近づいてきました。父を失って30年がたつわけですが、心臓外科医として邁進し続け、少しは父の遺志に報いることができたのではないかと思っています。

そのいっぽうで、最善を尽くしても思いが届かないこともありました。それが医療の厳しい側面でもあるのです。父の死を乗り越えた気持ちになることもありますが、

「まだまだ努力が足りないぞ」

そう言っている父の姿も目に浮かぶのです。

母のこと
――「人の役に立て」を教えてくれた

母は結婚以来、ほぼ専業主婦として家庭を切り盛りしていましたが、父の体調が芳しくなくなり、仕事も休みがちになってからは、母も仕事をするようになりました。

もともと華道古流の家元免許を得ていたこともあり、自宅の畳の部屋で華道教室を開いていました。母は93歳で亡くなりましたが、高度な認知症になるまで、おそらくは人生の3分の2くらい、60年近く教えていた気がします。

生徒さんのために花材を手配するうちに、仕入れも本格的になり、家を新築してからはその一角で花屋さんも営むようになっていたのです。

仕事を始める前の母は、どちらかといえば教育ママ的な面もありました。

小学生時代の私の成績はほぼオール5。マンガとプラモデル作りに明け暮れ、ろくに勉強もしない子供でしたが、小学3年生のとき、母がカラー刷り全8冊の学習百科事典を買ってくれました。それをひたすら読んでいたくらいです。それでもクラスで一番成績のよい子供でした。

だから、中学は地元の国立大学附属校である埼玉大学教育学部附属中学校に進んだのです。自分の意思ではなく、母親にすすめられての受験でしたが、難なく合格。中学時代もさほど勉強もせずに、地元の進学校だった埼玉県立浦和高等学校に進みました。

当時の浦和高校は毎年80人ほどが東京大学に合格していた埼玉屈指の難関進学校です。発表された受験時の順位は、410人中60番目くらいでした。このままいけば東大も狙える成績に気をよくし、以降はさっぱり勉強もしなくなりました。だから、順位はあっという間に300番台になってしまうのです。父の病気のことがきっかけで医師になる気ではいても、世の中はそう甘くはなかったのです。

「勉強しろ」ではなく、「人の役に立て」を繰り返す母

その結果が三浪という現実でした。その間、自分の家にお金がないこともわかっていたので、国立大学の医学部を中心に狙い受験しましたが、ハードルは高かったのです。それで、やさぐれて、「予備校へ行く」と家を出ては、麻雀、パチンコばかりやっているような浪人生活を経て、日本大学医学部に合格したことは、第2章でも触れたとおりです。

それでも両親には、「勉強しろ」とも、「努力しろ」とも、一言も言われた記憶はありません。それよりも、母からことあるごとに言われてきたのは、

「人の役に立ちなさい」「世の中の役に立つ存在になりなさい」

ただ、それだけでした。

私が医師になってからの出来事ですが、母の考え方が強烈に表れているエピソードがあります。母方の伯母が亡くなったときでした。子供の頃によく映画に連れて行ってくれた伯母でもあり、私も葬儀に参加しようと思ったのです。それで連絡を入れると母はこう言うのです。

「篤は医者になったんだから、身内の葬儀なんて来ないでいい」

思えば、私が医学生の頃に亡くなった祖母の葬儀のときも同じ言葉が返ってきたものです。

「人様の役に立たないといけない仕事をしているのだから、目の前の患者さんを優先しなさい」

それは両親の共通の思いでした。両親は私が医師となったことを喜ぶ以上に、その職業に尽くすことを何より誇りに思ってくれていたのでしょう。

父の死後も「医者の時間は患者さんに使いなさい」と

父を亡くしてからは、私はひたすら心臓外科医の仕事に全身全霊を捧げるようになっていきました。目の前の患者さんを死なせてはならない。自分が死んでも救わないといけない。救うためには技術を高めるしかない。腕を上げるには一日24時間のどこかを削らなければならない。睡眠時間は5〜6時間で大丈夫。いや大丈夫というよりそのようになってしまった。ただ、手術と手術の合間に10分でも眠る。ぐっと眠るとそれですっきりしてしまうのです。

さらに、いっそうの精進のためには、病院と自宅との往復時間も削ることができます。だから、週の5日間は病院に泊まり込む生活を続けてきたのです。

私が新東京病院へ転じた際も、手術数が増えていくなかで時間がなくなり、やがて病院へ泊まり込む日々が続くようになっていました。結婚もし、子供ができたにもかかわらず、すべて妻にまかせっぱなしで、子育てにあてる時間すらない。そうした自分を不甲斐なく感じることもあったので、何かの折、母にこぼしたことがあるのですが、そのときも母は、

「おまえは医者なんだから、時間はそっちに使わないとだめだよ。親子はそれでいいの。血がつながっているんだから……」

と、常に言い続ける存在でした。

戦前生まれの母。個を捨てて全体のために滅私奉公と、すべてはお国のためにという時代で育った女性です。ただ、今思い起こすと、母がこうした考え方になったのは、母の父・天野重太郎の生き方を見てきたからかもしれません。

祖父の口癖は「身が焦げても、人の役に立ちたい」

私の祖父・天野重太郎は1889年（明治22年）1月1日の生まれ。明治生まれの職人気質の人でした。

現在の愛知県岡崎市の出身で、家業は内装業でガラス屋も営む家だったそうです。その商売の関係で知り合ったカクという女性と重太郎は結婚するのです。私の祖母であるカクおばあちゃんでした。私の母となる与志子も、この岡崎時代に生まれています。

祖父は長男ではなかったので、一旗揚げるつもりだったのか、関東大震災の前年、1922年（大正11年）には一家で東京へ出て来ていたのです。

「神田に住んで働いていたんだ」

と祖父から聞いた記憶があります。どんな仕事に就いていたかは聞いたことがありません。

ところが、翌1923年（大正12年）に起きた関東大震災で、東京は焼け野原同然になってしまいます。祖父母の周りでもたくさんの人たちが亡くなったのですが、祖父の重太郎の行動は驚くべきものでした。私が遊びに行くと当時の焼け野原の写真を見せなが

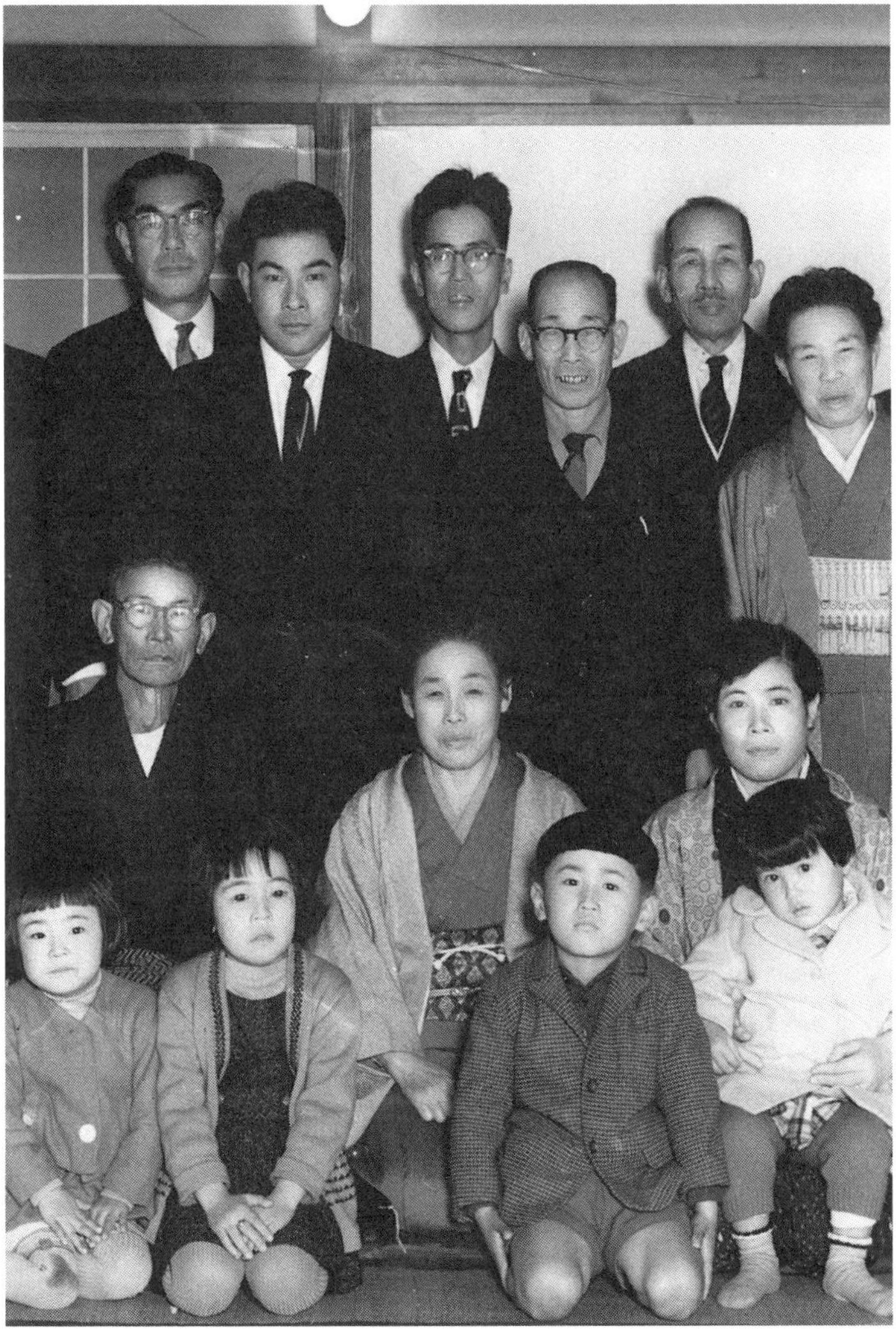

2列目左から、祖父・重太郎、祖母・カク、母・与志子。
最後列中央が父・甲子男。前列右からふたり目が筆者（1960年）

ら、よくこう話してくれました。

「震災で焼けた家には知人もいたけれど、知らない人もいっぱい亡くなっていた。一家みんなで亡くなっている家もあった。それで、焼け跡を片づけ、亡くなった人たちの葬式を俺が全部出したんだ」

祖父が住んでいた近くでのことでしょうが、知人かどうかの区別もなくみずから葬式を出し、供養していったというのです。全部を自分のお金で、ほとんど私財を投げうつような状態だったとも聞きます。そんなとき、祖父はこう繰り返していました。

「自分の身が焦げても、人の役に立ちたいんだ。これが三河魂ということだ」

祖父の三河魂は、私も受け継いでいる

祖父の故郷の岡崎は徳川家康を輩出した愛知県三河地方にありました。だから、〝三河魂〟。そのときは気にもしなかったことですが、母が「人の役に立ちなさい」「世の中の役に立ちなさい」と、しきりに話していたのは、やはり祖父の影響からだと思います。そして、そのDNAは確実に私が受け継いでいます。

「患者さんのために尽くしたい」

「手術で必ず元気を取り戻してもらいたい」

と、私が常に抱く使命感は、まさしく世のため、人のためになることだと信じているからです。そのために自分の命を削るような緊張感で手術に臨むこともありますが、それも〝三河魂〟ということなのかもしれません。

いろいろな人にこんな祖父の話をしてきたのですが、

「天野さん、そのとおりだ。人の役に立ちたいというのが三河魂そのものなんだよ。だから、君のルーツはまさに三河で正しいんだよ」

私が信じる価値観こそ、祖父から受け継いだ三河魂だったのです。

祖父はやがて政治の道に

祖父が「身が焦げても、人の役に立ちたい」と言い続けてきたのは事実ですが、単なる口癖ではなく、実践しているところに私は感心しています。祖父はやがて政治の道を志し、蓮田町議会議員となり、蓮田町議会議長も務めるのですが、仕事や選挙でお世話になった方々にもそうやってきていたのです。

仕事の燃料商としても従業員一家を連れて、故郷・愛知県の豊川稲荷によく参拝していましたし、その帰路に浜名湖に寄って舘山寺温泉で盛大にもてなすような人物でした。小学5年生のときは、私も父に連れられ、祖父の大旅行に参加したことがあるのですが、それは豪勢な旅でした。浜名湖ではモーターボートにも乗りましたが、のちのち聞いた話では、そのモーターボートの費用が10分1000円くらいだったのです。今でいうと、軽く1万円は超える金額だったそうですが、それをみんなに振る舞っていたのです。そういう気風と、気前のよさを併せ持つのが当時70代の祖父・重太郎でした。101歳まで生き、まさに大往生の人生だったと思います。

「篤、医者になれ」と言い続けた祖父

余談ですが、私が小学生の頃、祖父母のところに遊びに行っていたのは、じつは祖父の昔話を聞くためではありません。重太郎とカクおばあちゃんがよくお小遣いをくれるからでした。昭和30年代の終わり頃だったと思いますが、成績の通知表でオール5をとると、それを見せに行くのですが、5000円くらいをくれたのです。そんなときの祖父は、

「篤、大きくなったら医者になれ」

とも言い続けていました。父の家系には医師が何人もいましたが、天野の家系には誰もいなかったこともあり、いつもうらやましく思っていたそうなのです。

母の弟である叔父も若い頃から病気がちで、そのたびに父の大伯父の縁を頼り、東大病院や当時の鉄道病院などを紹介してもらい、生き延びてきたという経緯もありました。そ

れで、祖父は、

「天野の家でも医者がいないと……」

との思いを強くしていたのです。

当時の祖父が、その思いを託すとすれば孫たちとなります。8人いた孫のうち、母の姉のところに3人、母の弟のところにふたり、そして母のところ、つまりうちには3人いるわけですが、そのなかで一番成績がよかったのが私だったからでしょう。

どう返事したかは覚えていませんが、私は祖父母からのお小遣いをもらうため、中学生になっても祖父母の家に成績表を見せに行き、5000円とか、1万円とかを引き続きもらっていました。そして、誰も持っていないようなノック式の万年筆を即行で買いに行ったものでした。

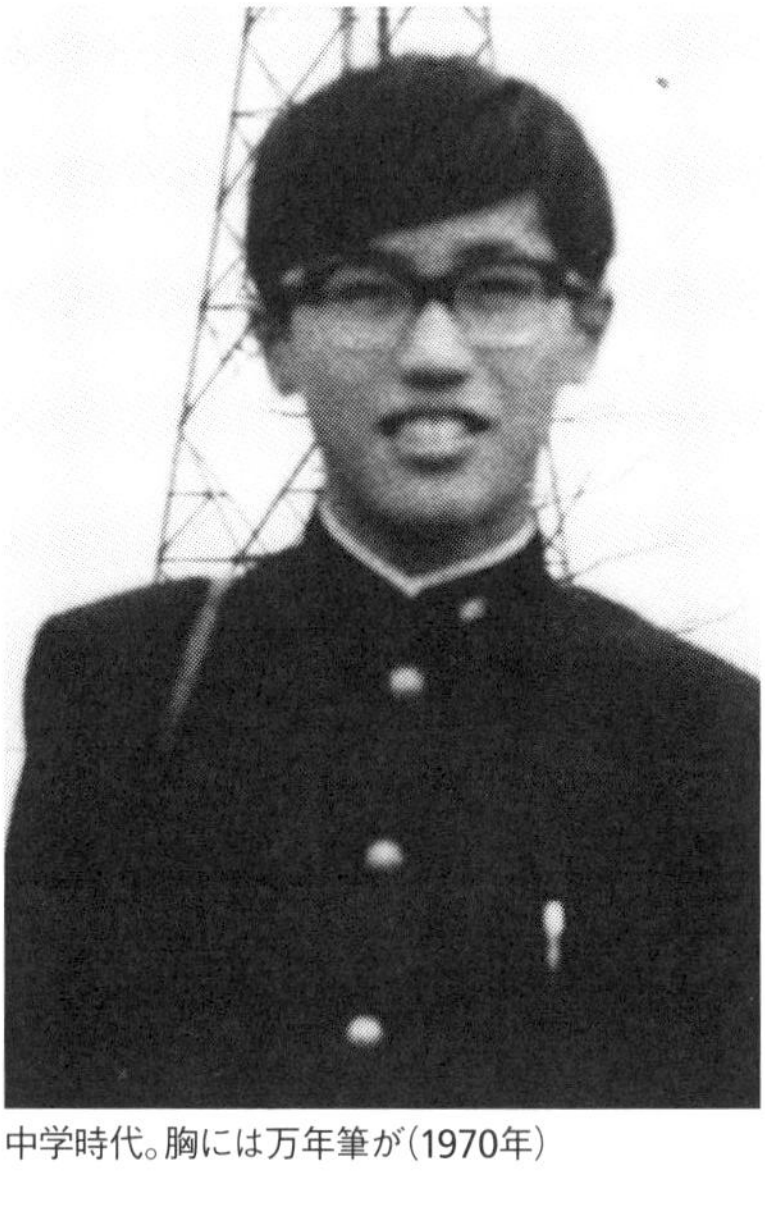

中学時代。胸には万年筆が（1970年）

天野家のDNAは「じたばたして進む」

現在の私が、祖父の天野重太郎に重なる部分はまだあります。

関東大震災の翌年、祖父母一家は埼玉県の蓮田に移り住みました。祖母カクの実家は埼玉の白岡にあり、その縁で隣町の蓮田に行ったのだそうです。

最初はガラスや内外装のようなことで生計を立てていたそうですが、終戦後、祖父は石炭や石油の商売に目をつけたのです。祖父は、鼻がきくというのか、ほかの人がまだ気がついてない段階で燃料商に商売を変え成功していったのです。こういう面は私にもあり、

「ほかの人がまだ見ていない光景を見たい」

という思いにつながっています。心臓外科医として手術数にこだわっていたのもまさにこの部分です。やり始めると寝食を忘れてひとつの道を突き進むのですが、これも今思えば祖父に重なる部分です。

祖父が内外装業から燃料商に商売を変えたときも、きっと何かをひらめいたのでしょう。人が何かをするときは、やはりひらめきが大事です。それは古今東西、同じだと思います。

「天才とは、1パーセントのひらめきと99パーセントの努力である」

これは発明家・エジソンの言葉ですが、99パーセントがんばった人に、はじめて1パーセントのひらめきが起こるということだと私は理解しています。「夢中になってやっていくと、ひらめくんだ」と、エジソンは言いたかったのだと思うのです。

ひらめき型の人間は、その結果、工夫する

じつは私もそういうタイプの人間のひとりです。エジソンとまではいいませんが、祖父が感じとった時代の波などには割と感度が高いほうだとも思っています。

それは私たちが行っている医療は経験の学問だからです。数学の解答を見つけるのと違って、患者さんの命を預かっている以上、犯せない領域、制約があるなかで医療は行われていますが、ひらめくこともあれば、その結果、工夫することもあるのです。

私が心臓の手術の際に、心原性《しんげんせい》の脳梗塞を防ぐために左心耳《さしんじ》を縫い縮めること（左心耳《さしんじ》縫縮術《ほうしゅくじゅつ》）に気がついたのもそういうことなのです。左心耳には血液が入り込みやすいので、血栓ができやすくなるのですが、それが血流にのって脳で詰まってしまえば、脳梗塞になりかねません。それは言い換えれば、過去に同じ事象、近い事象があり、脳梗塞が起きたということにほかならないのです。

でも、こういう解決法は見つけた時点で、その課題点も、まだまだ不完全な部分もあるのです。ひらめいた人にはそれもわかっています。つまり、技術には終わりがない。それを今も、手術中にしょっちゅう言っています。

それでも、今の私がやっている手術の手技がいずれは陳腐にもなるのです。私が死んだあとに、私がかつて手術した人が再手術となったときにはこう言われかねません。

「あいつ、こんなことやりやがって……」

と。それが医療の世界なのです。

かつて20センチ切っていた開胸手術も今や4～5センチ

手術中にひらめくことは、その先に、「こうすれば患者さんが助かる可能性はもっと高くなる」「こうすれば、必ず元の健康が取り戻せる」ということに結びついています。

たとえば、心臓の手術の際、開胸する部分は2000年頃でしたら、20センチは切っていたと思います。でも、現在は4～5センチくらいしか切りません。自分なりに工夫した結果ですが、これも将来的には、「天野は5センチも切っていたのか……」と叱責を受けるかもしれません。

「あの頃はすごかったんだな。こんな手術を5センチでやっていたのだから」

とは絶対に言われない。それが医療の世界です。スポーツ、テクノロジーも例外なく過去の賞賛が、さらなる賞賛となることはまずないように、記録は伸び、技術は進歩していくばかりなのです。

もがいて、足踏みして、また進む

それでも、当事者は何もしないでいるよりも、もがいてでも何かしていたほうがいいのです。そういうことを何回か繰り返してきました。足踏みしてステイして、それでまた進むのです。自分のなかでは「これでいいじゃないか」といったんはなりますが、それでも「やっぱりだめだ」となることを繰り返していくのです。

天野の家のDNAに通じる私の生き方からいえば、それは、「じたばたして進む」ということになります。父が亡くなったあとに見つかった、手帳に書き写していたサミュエル・ウルマンの「青春」の一節を今一度記してみます。

《青春とは人生の或る期間を言うのではなく心の様相を言うのだ》

《年を重ねただけで人は老いない。理想を失うときに初めて老いがくる》

今まさに私は、老境の入り口に立とうとしているのですが、本当にそのとおりだと感じています。

足踏みして知った「先頭」に立つことの意味

前項では、「じたばたして進む」のが天野の家のいわばDNAと書きました。その過程では、もがいて、足踏みしてステイしている時間があってもいい……とも記しました。それは、私が医師を目指すまでの道のりにもはっきり表れています。

「医者になるぞ」

私がそう心に決めたのは、高校3年生の頃でした。漠然とした思いはそれまでにもありました。その1年ほど前、高校2年生のとき、父親が心臓弁膜症であることがわかり、いずれ手術が必要になる状態だというので、「そのときは自分が助けたい」という思いが芽生えたのはたしかです。そのいっぽうで、医師を目指すという進路をしっかり定めたのは、大学受験に向けて本格的に動き出すタイミングでした。

父が心臓病であることがわかる前の私は、むしろ〝医師になる未来〟に対して反発する気持ちがありました。私の父方の親戚には医師になった人が何人もいて、そのうちのふたりは東京帝国大学の医学部出身でした。それもあって、

「医者になるならやっぱり東大、少なくとも国立大学医学部を卒業しなければだめ。それ以外は医者じゃない」

といった雰囲気がありました。そうした空気があまり心地よくなかったのです。

また、私が高校生活を送った1971年から1974年の日本は、まだ高度経済成長が続いていました。その頃は「雨露さえしのげばなんとかなる。何をしても食っていける」という時代だったので、当初は何がなんでも医者になってやるという気持ちはなかったのです。

志を高く持ち生きたい

しかし、そうした心境がだんだんと変化していきます。父親の病気が発覚したこともありますが、

「自分は志を高く持って生きたい」

そう思い、進路を決めようと思ったのです。

私がそのときに考えていた「志の低い連中」とは、通っていた埼玉県立浦和高校の先輩や同級生と接し、感じたものです。浦和高校は全国でも有数の進学校でしたが、多くの学生は「いい会社に就職するため、いい大学に進学する」という発想で進路を決めていたのです。

たとえば、「裁判官や弁護士になるために大学は法学部に進んで勉強する」という発想と選択であれば納得できます。ところが多くはそうではなく、

「まずは一流大学だな。その卒業証書を〝肩書〟にして大手企業への就職を目指す」

といった考え方をしている先輩や同級生がほとんどだったのです。そんな姿を見て、

「なんなんだ、その志の低さは！　それでどう生きていくつもりなんだ」

と感じる自分がいました。見定めた先には自分自身の生き方がありました。

「世の中の役に立つためには、とにかく手に職をつけることだ」

と思うようになったのです。

では、人様の役に立つために、自分が手につけるべき職はなんなのか。「手先が器用」という一芸がある自分はどんな仕事に向いているのか。消去法で考えていくと、父親はいずれ手術が必要になるのだから、自分が医師になれば親孝行ができると思いました。

さらに、それまでお世話になった祖父や叔父が、かねてから「天野家にも医者がひとりいてほしい」と口にしていたので、恩返しにもなるとも考え、医師にたどり着いたのです。

今いる場所で先頭に立たなければ認められない

とはいえ、それまで大学受験にはまったく興味がなく、アルバイトして稼いだお金をす

べてつぎ込むスキー、現役で大学生になった同級生を負かして浪人の劣等感をごまかす麻雀……。そんなことに明け暮れていた、いわば〝落ちこぼれ〟だったため、そう簡単に医学部に受かるはずはありません。結局、合格するまでに3年かかってしまうのですが、もがいて、足踏みしている時間としては、いささか長かったのも事実です。

当時の私立大学医学部合格には、「試験の点数」に加えて「カネ」と「コネ」が必要でした。このうちでもっとも必要と感じたのは「コネ」でした。よい言葉に言い換えれば「信用」であり、中間に入った紹介者が受験生をあと押しする総合力です。

これまで私立大学医学部に人脈のなかった天野家はこの部分についての「ツテ」がありません。3年目の浪人からの私大受験だったので、ある程度の学力がついたことは自覚していて、当時の偏差値から合格する可能性の見込める私大医学部も絞り込めていました。そのなかで、これまで国立大学を志望していたことから試験日程上受験することのなかった「日本大学医学部」と「東京慈恵会医科大学」のふたつが浮上したのです。

というのは、このふたつの大学の受験日が当時の国立大学一期校と同一日程だったからです。つまり国立大学を受験できない代わりにそちらを受験している受験生も競争相手にならないという事実がありました。このふたつの大学では〝前評判〟として、後者が〝関係者子女を優遇する〟ということを聞いていたので、即、日本大学医学部の受験に舵を切ったのです。

これまで受験していなかったので、急遽《きゅうきょ》傾向と対策が詰まった問題集を買い求めて対峙《たいじ》してみると、自分に合った問題が多いことに気づきました。しっかりと準備して受験すると、これまでとは異なる「まんべんなく解けた受験」になりました。また、その年に日本大学を受験したことをいとこが聞きつけて、嫁ぎ先に別学部の教授がいることもわかりました。それで、急いで連絡をとって、もっとも必要な「コネ」につながったのです。

数日後、はじめて受験した大学から連絡がきました。生々しい話ですが、「寄付金＝カネ」の交渉でした。両親にとって工面可能な範囲だったらしく、この後はスムースに手続きが進んだ結果、見事に「合格」を得たのです。

「やっと医学部にいき着いた」

と入学許可証を目の前にして涙したのを思い出しますが、自分以上に安堵したのが両親だったのは言うまでもありません。

自分のなかで3年間の浪人生活は、「ネジを巻いている時間だった」と、言い聞かせていますが、実際、のちのちの自分の人生にとって大きな教訓となる学びがありました。

「とにかく一番でゴールテープを切らなければいけない」

どの分野にしろ、志を高く生きていくためには、その先頭にいなければ認められない――

ということでした。

意思がなければ、覚悟もできない

受験で失敗を重ねていた頃、私は「いずれどんなかたちでもいいから引っかかって合格できればいい」と思っていました。しかし、そんな考え方をしているうちは、自分の志を達成することはできません。「なんとしても先頭でゴールする」という意思がなければ、門をくぐり抜けることはできないと悟りました。三浪が決まったとき、ネジは巻き上げられたのです。覚悟をもって勉強に取り組んだことで、医学部に合格できたのです。

実際、「なんとか引っかかればいい」という意識で〝勝負〟に臨んでいる人が敗退していく姿をこれまで何度も見てきました。たとえば、次の教授を選ぶ教授選挙でも、「自分の母校だから拾ってくれるんじゃないか」と考えて外部から立候補する医師たちは、すべて散っています。今いる場で「先頭」というポジションにいなければ、その先はないのです。

私が上皇陛下の心臓手術に携われたのも、心臓を止めない手術法「オフポンプ術」の先頭にいたからこそです。志を成し遂げるためには、そのときそのときに応じて自分が座っていなければいけない場所があるのです。

多浪で覚醒した、役に立つ医師への思い

そんなふうに崖《がけ》っぷちを経験してやっと医学生になった私ですが、肝に銘じていた言葉があります。

「多浪生は留年してはならない」

という言葉です。日本大学医学部の新入生に向けた最初のオリエンテーションで、「多浪生は1年でも留年したら医者にはなれないぞ」と、講師から言われたのです。半分は檄《げき》でもあったと思いますが、多浪生が勉強についていけず、脱落しがちであったのもまた事実でした。

すでに3年のハンディキャップがあった私は、この言葉を聞いて決意を新たにしました。当時の医学部は今よりも狭き門で、二浪、三浪はめずらしくなく、なかには五浪以上の学生もいたほどです。かたや、附属高校から進学してきた学生たちも多く、医師の子女もたくさんいました。私は、そうした「医師になるための傾向と対策」を教わって現役で合格した〝若い同級生〟には絶対に負けたくありませんでした。

そのため、医師になるための勉強、専門科目には熱心に取り組みました。振り返ってみると、医学部時代の6年間が一番勉強をした時期だったと思います。

実際、日大医学部へ進学してからは、ずっと成績がよかった記憶しかありません。一般教養科目などは、通学電車の行き帰りに、試験用のコピーを読むだけの教科でも、試験の結果は私のうしろに70人もいたほどです。「こんなやつらのために、浪人を重ねていたのか」と、悔しさも覚えました。

世の中で求められている医療を学ぶ

医師として世の中の役に立ちたいという思いはいっそう強くなっていました。「医師として将来役に立つ分野のことを学ぶためにここにいる」

足踏みを繰り返しながら覚醒し、たどり着いた医師への入り口で、私は専門科目の講義の予習復習を欠かさないのはもちろん、朝から晩まで大学の図書室にこもって医学書を読み漁《あさ》り、研修医が読むような医学雑誌で医療情報を学びました。

なかでも関心があったのは、医学の基礎講座よりも、今、世の中で求められている最新の医療についてでした。最終学年の6年生になると、総合講義という「今の医療」を教えてくれる講座があります。教科書には書かれていないような医療、たとえば動脈硬化に対する最新の処置に関しての話などを聞けるので、じつに刺激的でした。

試験でよい点数を取るための勉強には相変わらず関心のなかった私ですが、医師になったときに役立つような、自分が興味を持った分野について学ぶことは楽しく感じられました。ですから、それほど苦労することもなく卒業できました。卒業後の5月に受けた医師国家試験では、「自分が一番できている」と思えるほど手応えがありました。

私が入学した当時は1学年に130人ほど同級生がいましたが、6年後の同期卒業は85人くらいで、3分の1の45人くらいは脱落して卒業できなかったと記憶しています。脱落者の多くは漠然と医学部に進んだ富裕層の子女であり、入学時に「カネ」と「コネ」に困っていなかった連中がほとんどでした。彼らの多くは留年して遅れて卒業していますが、大学の医局に残るという、当時の当たり前な卒業後に向かっていたように思います。自分自身の体験だけですが、周囲に言われるがままではなく、自分が興味を持った方向に進めば、道はどんどん開けていきます。

ですから、漠然と医師を目指しているような今の医学生たちには、いったん立ち止まって周りを見渡し、自分が進むべき方向をしっかり定めてから、行くべき道を見つけてほしいと強く思っています。

父が退職金を前借し学費を工面。分不相応な医学生時代

母は93歳のときに、インフルエンザをこじらせて亡くなりました。「医者なのだから、患者さんのためになることに時間は使いなさい」と、言い続けてきた母でしたが、最期のときだけは言いつけを守らず、母のために少しだけ時間をさいて見送りました。

若い頃に華道古流の家元免許を得て、自宅で華道教室を開いていたことは、先にも触れました。その母のもうひとつの記憶は、倹約家でもあったこと。とくに、家の新築後は父が病気になったこともあり、母が華道教室とともに始めた生花店の商売から得たお金で、家計と学費の大半をやりくりしていたのです。

店は開けていれば、一日の売り上げが2万円くらい。生け花用途の花だけでなく、普通の花も仕入れて扱っていたので、年末は10万円くらいもあったような気がします。シクラメンなども売っていましたので。

三浪して日本大学医学部に入る際の入学金、寄付金などは、父が家業の燃料商の社長で

ある叔父にかけあって、退職金を前借するようなかたちで工面してくれたのですが、大学の授業料は母がそうとうな苦労をして用立ててくれていました。すでに父は闘病状態にあり、仕事もそうはできません。

当時の日大医学部の1年間の授業料は72万円くらいだったと記憶しています。今考えると、そんなに安かったのか……とも感じますが、いっぽうで、国立大学の医学部の授業料は4万円くらいだった時代です。ひと昔前ではありますが、私立大学医学部の授業料は当時から高額だったのです。だから、母は10円、100円も節約していました。象徴的なエピソードは、授業料の納入に銀行振込を選ばずに、大学窓口での直接支払いとして私に現金を持たせたことです。

「振込手数料がもったいない。自分で持って行きなさい」

という母なのです。そして、

「卒業したら、すぐに仕送りしてくれるわよね」

とも確認を求める母でした。実際、研修医1年目からの私は、月に5万円の仕送りをしばらくしていましたが……。

卒業旅行は、申し訳ない思いでやめた

もっとも、自分の家にお金がないことは当時から私もわかっていました。3人きょうだいはみな2歳違いで、それぞれに学費もかかるのです。私は毎月3万8000円ほどの奨学金を得ていましたが、ほかに家庭教師のアルバイトをふたつやって、月に10万円くらいの収入を得て、〝自給自足〟を目指しました。

卒業の際、同級生からカナダのスキーツアーに誘われました。1年のとき、スキー部に入っていたこともあり、行きたい気持ちもあったのですが、その費用は40万円くらいかかります。アルバイトで稼いだお金は蓄えていましたので、行こうと思えば行くことはできました。両親に話せば、「行っておいで」ときっと許してくれたことでしょう。

でも、「行きたい」と言い出せませんでした。いや、行ってはいけないのです。

「分不相応にも私大の医学部に行かせてもらい、申し訳なかった……」

心のなかでそう思う自分がいたからです。結局、スキーツアーや史跡めぐりなどの卒業旅行に行かなかったのは、同学年で私だけでした。

思えば私大の医学部というところは、裕福な家の子女ばかりでした。公立の学校で育った私とは、コミュニティが違うというのか、それまでの教育環境のなかでは出会ったことのない人物と暮らし方が、目につきました。些末《さまつ》なことかもしれませんが、同級生の家に

行けば立派な玄関があり、車庫には外車がとまっていました。引き戸の前にライトバンがとまっているわが家とは、あまりにも世界が違っていたのです。

親がかりでつくられる医師には負けられない

卒業時の謝恩会では、教授たちに6年間のお礼にうかがう親ばかりが目立っていました。つまり、入学時の「コネ」の総括と卒業後の新たな「コネ」の確認作業です。明らかに開業医の親という雰囲気の人も多く、入学してからもそれなりの交流があったのでしょう。医師の家庭が、親がかりで医師をつくるという一面は今もありますが、医学部とはそういう世界なんだなと、あのとき、私はあらためて気づかされたのです。大学側に謝恩するような人脈のない両親は挨拶する相手も見つけられず、久しぶりの都会の華やかさに「ポツン」としていました。

私は、場違いな謝恩会場に来てもらった両親に申し訳ない気持ちでいっぱいでした。私にとって医師になることは、父を心臓弁膜症から助けることが入り口にありました。だから、入学できてからは、医学の専門科目だけは誰にも負けないくらい勉強を続けました。

その努力のうえに、ようやくスタートラインに立てたのでした。

にもかかわらず、親がかりでつくりあげられる医師もいるのです。

「こういう連中には、絶対負けない」

「全国にいる同学年には負けてはいけないのだ」

それが人より3年遅れて医学部を卒業した意地でした。27歳の春の思いでした。

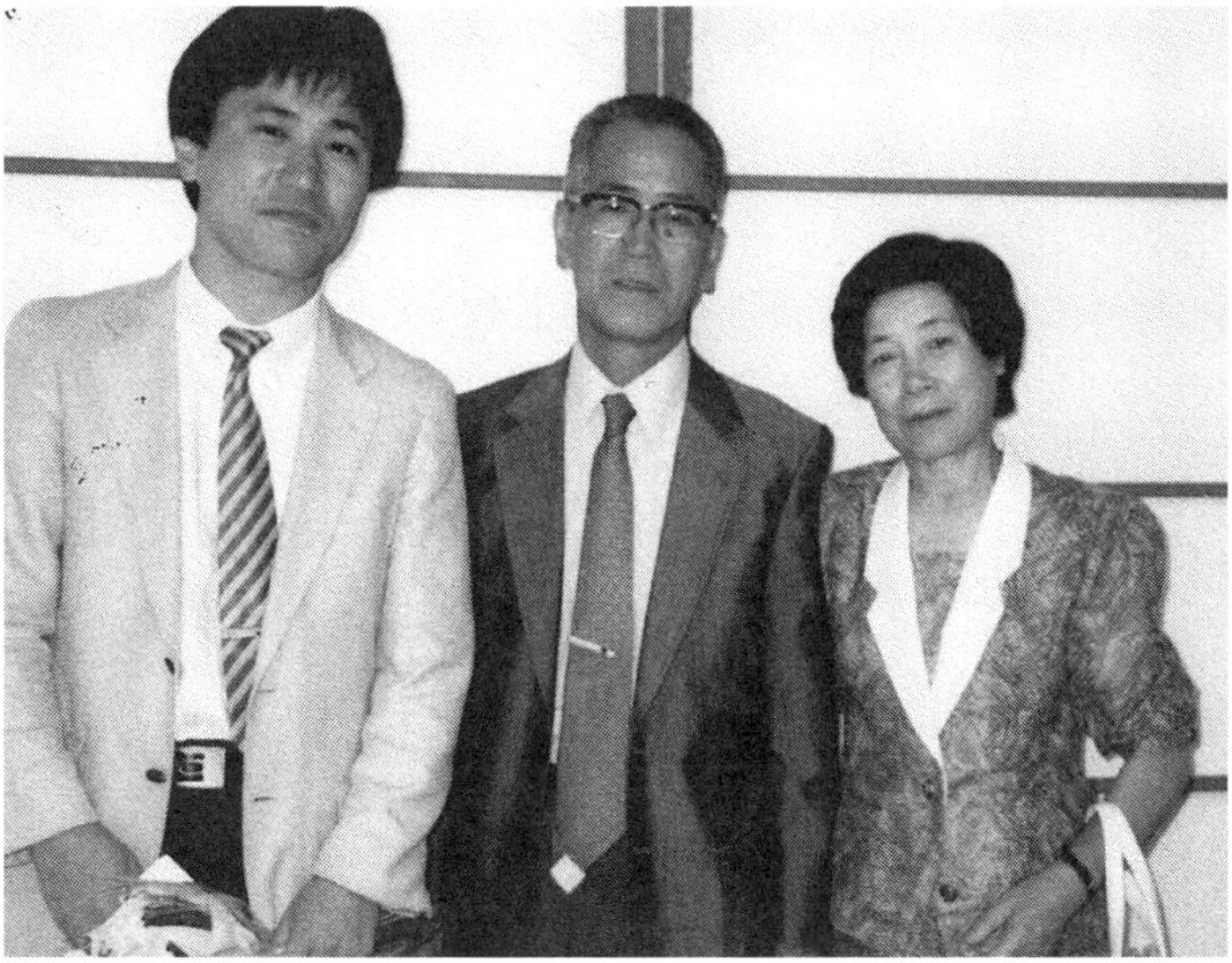
両親と。父の二度目の手術の翌年(1988年)

わが家の記憶
——みずから設計した蓮田の家

余談ですが、私が高校2年生のときに建て替えて新築した蓮田の自宅は、「週刊文春」の「新・家の履歴書」にも出していただいたことのある思い出深い家でした。青いスレートの屋根が目を引く二階建てでしたが、私がみずから設計をかって出た家でした。専門的なことはわかっていませんでしたが、自分で方眼紙に定規をあてて丁寧に図面を描いたのです。

なにしろそれまでのわが家は、戦時中に建てられた平屋の一軒家で、まさに〝ボロ家〟でした。六畳間に四畳半がふたつと台所。その後、子供の勉強部屋を増築してもいましたが、思春期を迎える男ふたりと女ひとりの3人きょうだいもいる5人家族です。一時は六畳間に家族5人が全員寝ていたような状態で、手狭なことは間違いがなく、両親は家を建て直すことに決めたのです。

もともとは「6坪の土地」のわが家だった

そんなわが家の敷地は6坪でした。実際は50坪近くはあったのですが、それはわが家の持ち物ではなく、天野の家の家業を継いだ叔父の所有だったのです。そんな事情から、新築の費用は母の実家も援助してくれることになったのです。

婿養子だった父は、「いつかは自分の家が持ちたい」と思っていましたし、母の「いつかは自分の華道教室と店を持ちたい」という願いは、こうして叶いました。

燃料商だった父の希望もあり、当時としてはまだまだ少なかったセントラルヒーティングも導入された家となりました。地元の大工さんにお願いしたのですが、この大工さんがすごい方で、私が描いた図面のままに建ててくれたのです。

1階には六畳の和室がふたつと十畳大の洋室、同じくらいの広さのダイニングキッチンがあり、道路に面した部分は、母の趣味と実益を兼ねた生花店となりました。

2階は私たちきょうだいの部屋が3つ。八畳大、六畳大、四畳半大の洋室で、設計者の特権で、広い八畳大の部屋を私の部屋とし、すぐ横に2階のトイレを配置していたのです。これには理由があり、高校生だった当時の私は大のカメラ好きで、写真部にも所属していましたが、このトイレをときには暗室として写真の現像にあてていたのです。

トイレの横には階下へ通じる階段がありましたが、階段の天井の一部は、トイレ側から利用できる物入れでもあり、写真現像の道具を置けるようになっていました。そういうことも工夫した家だったので、思い出も深いのです。医学部を卒業するまで暮らしていました。父が亡くなったときも、この家で葬儀を行い、父は1階の和室から旅立っていったのです。

その家も現在はありません。蓮田市の土地区画整理事業で取り壊され、現在は道路になってしまいました。父と母ときょうだいで暮らした記憶も、今では思い出のなかだけとなりました。

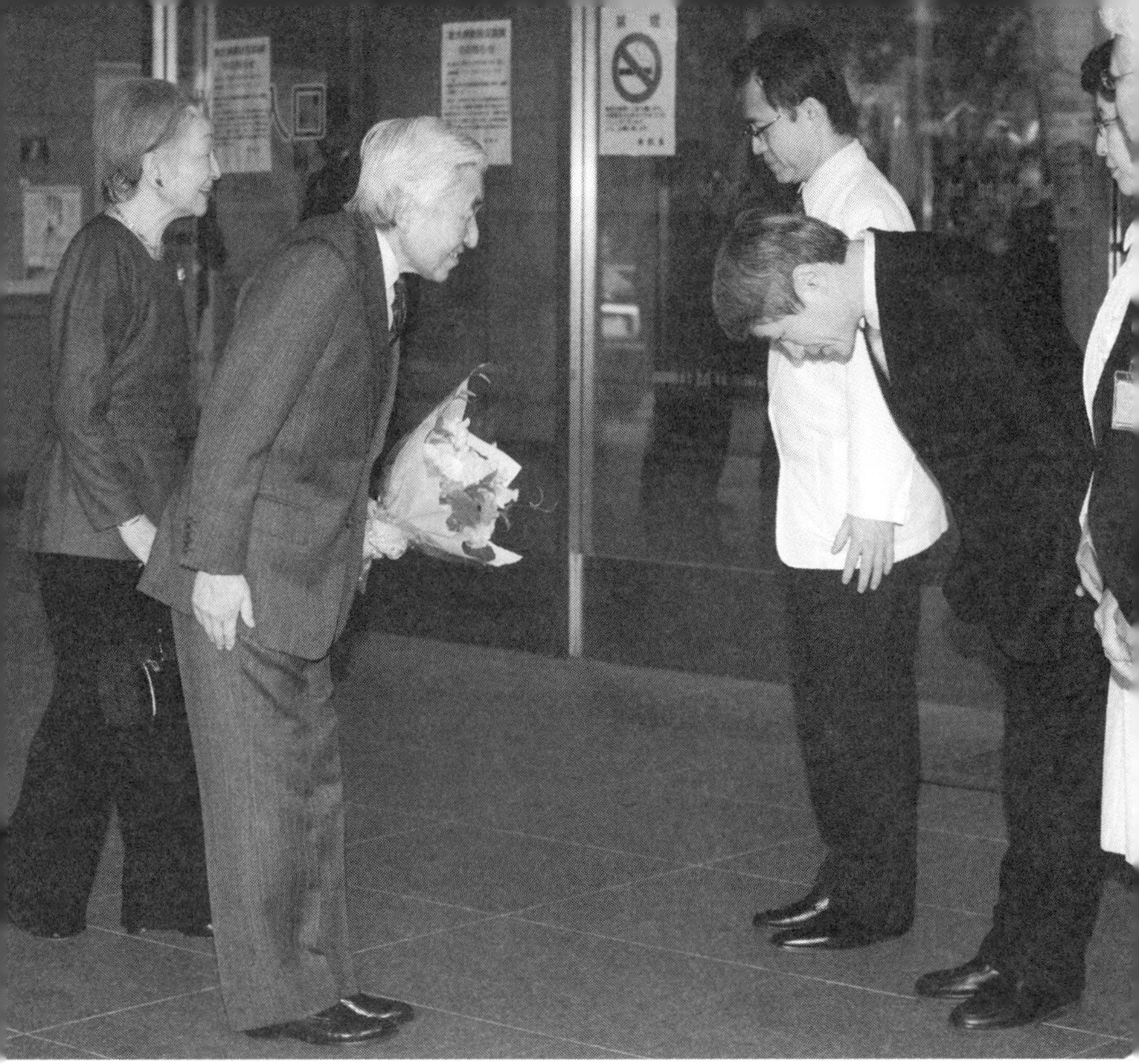

第4章 上皇陛下

心臓手術に携わった「その日」から

写真●時事通信

宮内庁への電話で始まった「その日」

上皇陛下の心臓手術を執刀させていただいたことは、とりわけ大きな出来事でした。手術に携わった当時は天皇陛下のお立場であり、私にとっては勲章のようなものです。

医師団のひとりとして、私も手術後の記者会見に出席したこともあり、その後、出かける先で見知らぬ方に声をかけられることが増えました。

「天野先生ですよね。陛下は本当にお元気になられた。ありがとうございました」

あるご婦人は、そううれしそうに声をかけてくれました。それが陛下が回復されるということの意味なのでしょう。どこか国の役に立ったような気分で、こちらまでうれしくなったものです。

2012年2月12日、順天堂大学の理事長経由で「この番号に電話してほしい」と告げられたのがその始まりでした。現在は故人となった金澤一郎《かなざわいちろう》医務主管の携帯電話の番号でした。本学の理事長は難病治療研究などのつながりで、当時の皇室医務主管と親交が深かったのです。「いよいよ、その日がきたか」というのが私の実感でした。

上皇陛下は狭心症というご病気でした。

心臓の表面には、冠動脈という3本の太い血管があります。こまかく枝分かれして這うように広がり、心臓の筋肉に栄養や酸素を送っています。陛下はその冠動脈のうち2本が狭くなっていました。狭窄といいますが、動脈硬化などにより血管が狭く詰まってしまうと、心臓の筋肉に必要な栄養や酸素が十分に届きません。そのため、息苦しくなったり、胸痛が起きたりして、日常生活に支障が出始めていたのです。

治療の原則は、血管が狭くなったり詰まったりして「虚血《きょけつ》」に陥っている心筋への血行を回復することです。そのための外科的治療の大きな柱になっているのが、冠動脈バイパス手術です。狭窄がある血管に別の血管をつなぎ、血液がしっかり流れるようにバイパス(迂回路)をつくることにより、途絶えていた血流は劇的に回復することが期待できるのです。

質の高い手術が十分にできる

じつは、その前年に宮内庁や東京大学の医師を通じて、陛下のご病状への見解を求められていました。「緊急の段階では対応をお願いすることもあるかもしれない」という話も届いていたのです。

もっとも、その段階では血管の状態から判断しても、当面は服薬治療でご無理なく過ごすことができるというものでした。しかし、それから1年がたち、ご病状はより進行していて新たな対応が必要となっていたのです。カテーテルによる治療も検討されたこともありましたが、陛下の場合は不向きということもわかっていました。

そこで医師団から、私の判断を求められたのです。

「天皇陛下には今ある医学を駆使して積極的な治療を行い、生活の質をできるだけ高めていただきたい。そのためにはバイパス手術がもっとも適切な選択だと思われますが、天野先生のお考えはどうですか。できると思われますか」

主治医のひとりからそう尋ねられた私は、即座にこう答えたのでした。

「できます。質の高い手術が十分にできます」

東大と順天堂の合同チームでの手術

手術はほぼ1週間後の2月18日となりました。東京大学と順天堂大学の合同チームによる手術で、執刀者は私と決まりました。検査などの結果を何度も検討し、事前の準備も十分に行え、私と手術スタッフのなかでは手術ですべきこと、予期せぬ状態が万一起きた場合の対応も含めて万全の体制で臨むことができました。

じつは無理なく手術日が決まった背景には、週末に学会で出張する予定を入れていたということがありました。特別講演を依頼されていたのですが、大会長に事情を話すと、「学会よりも国の代表としての活動が優先されるのは当然」と応援してくれました。すべてが自分をあと押ししてくれているような強い気持ちを持てた瞬間でした。

上皇陛下の手術は3時間56分で無事終了しました。

実際、今振り返ってみても手術には一点の憂いもありません。事前にあらゆる準備ができていたことで、平常心で臨むことができたのです。受験勉強にたとえた言い方を許していただければ、「2回くらい過去問を解いて予習も復習もできている状態。試験でいうならば、問題文も暗記できている状態」でした。

しかし、本当の緊張は手術の前とあとにありました。むしろ手術後の緊張は、その後数年にわたって続くことになりました。

心臓を止めずに行う「オフポンプ術」で

手術の前日、私は手術で行うことをご説明するために、上皇陛下のもとにうかがいました。すぐお隣には美智子さまのお姿もありましたが、そのときの緊張は経験したことのない空気感でした。普段の私では絶対にお目にかかれない両陛下を前に、職務とはいえ、明日の手術のことをご説明している自分がいる。圧倒的なオーラの前に、私は背中から体中の水分が抜けていくような気分になりました。

両陛下には、予定の手術内容を順を追ってご説明しました。

・冠動脈バイパス手術を行うこと。
・午前9時半頃に東京大学医学部附属病院の手術室に入っていただき、麻酔などの処置を行うこと。
・手術は午前11時頃より。開胸して行う手術では、狭窄が進んでいる冠動脈左回旋枝《かんどうみゃくひだりかいせんし》と、冠動脈左前下行枝《かんどうみゃくひだりぜんかこうし》の2本の血管に、近くにある別の血管をつないで、途絶えている血流の迂回路、つまりバイパスをつくるということ。
・バイパスに用いる血管はご自身の体にある一対の内胸動脈《ないきょうどうみゃく》であること。左右の鎖骨下動《さこつかどう》脈《みゃく》から胸板の裏側へ縦に張りつくようにそれぞれ伸びている動脈で、体の中ではもっとも動脈硬化の起きにくい血管であるということ。その左右一対の血管をはがして、狭窄のある冠動脈のふたつの血管の先につなげるということ。

・その際、心臓を止めて血流を人工心肺装置につなぐことはせずに、心臓が動いたままの状態で手術する「オフポンプ術」という術式で行うこと。

不測の事態への対応も直接にご説明

そして、手術中に万一、不測の事態が起きた場合の対応についてもご説明しました。

というのも事前の検査から手術中に、心臓が小刻みに震える心房細動《しんぼうさいどう》という不整脈が起こる可能性の高いことがうかがえたのです。

もし心房細動が起きた場合には、心臓にある左心耳という袋状の突起の中で血液がよどみやすくなり、血栓ができやすくなります。その血栓が血流にのって脳の血管に飛ぶようなことがあれば、脳梗塞が起こりかねません。実際、脳梗塞の3分の1ほどは、心臓からの血栓によるものであり、バイパス手術がうまく行えても、脳梗塞のリスクを抱える可能性が出てしまいます。

そこで、血栓の原因となる左耳心を糸で縫い縮めて、血液が入り込まない処置「左心耳縫縮術」を併せて行う可能性についてもお話ししていたのです。

上皇陛下は、すべてにうなずかれながら、

「すべておまかせしています」

そう、泰然とされておられました。

おそばの美智子さまからは、合併症のことなどへのご質問もいただきましたが、そのたびに美智子さまは、上皇陛下に、

「そうでございますでしょう」

と、ひとつずつ丁寧に同意を得ているような雰囲気でした。応じられる陛下も、

「うん、そうね、そうね」

と、やはり穏やかに返される。おふたりの絆の深さがうかがえるように感じました。

ご説明は30分ほどで終わりましたが、はじめて両陛下にお目にかかった緊張から、その時間が2時間にも3時間にも感じられました。

いつもどおりの手術を行う
――それが使命

「天野先生はよく、平常心で手術ができましたね」

上皇陛下の手術後、多くの方々からそう言葉をかけられました。たしかにそう思われることは自然なことです。

術前のご説明で経験した緊張感は今も忘れられません。しかし、ひとたび手術となれば、私はどんな場面でも粛々とやるべきことを行える自信がありました。それが常にできるよう、技術を磨き、知力、体力、気力を鍛えてきたからです。

実際、私が手術する患者さんは、よその病院で手術を断られた難しい局面にある方も多く、いつどこでも持てる力を発揮することを求められてもきました。患者さんの命を預かる以上、絶対に期待に応えなければなりません。だからこそ、常に平常心でいることは自分に課したことでもあったのです。

ただし、上皇陛下の手術に際しての私には、いつも以上の使命感があったかもしれません。当時は天皇陛下というお立場であり、国民のなかに自然に入って行かれ、わけへだてなく慈しみの言葉をかけられているお姿に、私たちは幾度も心打たれたものです。

陛下が生まれてからの日本は、長い間、戦争のさなかにありました。また、美智子さまに出会うまでいろいろ苦労されたことは、誰もがよく知っていることです。そして、象徴として美智子さまとともに、国民の苦労を一緒に背負っていくようなお姿に、われわれは深い感銘と敬愛を抱いています。そのような陛下がご病気で苦しんでおられる。医師として全力を尽くすのは当たり前のことなのです。

難所はバイパス血管の完全なる採取

私たちは強い意志を持って手術に臨んでいました。それは、私たちが患者さんを前に行っている、いつもどおりの手術を行うということでした。

バイパス血管に用いる内胸動脈はできるだけ長く完全なかたちで採取しなければなりません。近くにはほかの血管や神経も通っています。万一、傷つけてしまえば大出血や、神経障害に陥る。それを傷つけることなく張りついている内胸動脈を、根元近くからはがしていくのは難しいことですが、絶対条件です。

しかも、内胸動脈には枝分かれしている細い血管がいくつもあり、採取の際には、この枝をきれいに外しておくことも必要です。枝が残っているような状態で冠動脈につないでしまうと、バイパス血管に十分な血液が入らず、目的とする働きが得られないこともあるのです。

そのために、私たちは内胸動脈から枝分かれしている第一肋間動脈《だいいちろっかんどうみゃく》という血管を真っ先に見つけ出し、血流を止める処置から始めました。内胸動脈の付け根付近から肩のほうへ伸びる枝で、すぐ横には横隔神経《おうかくしんけい》も通っています。処置の際、万一傷つけてしまうと、呼吸障害を引き起こしかねません。

妥協はせずに行った完全な手術

お立場を考えれば、不測の事態の可能性を極力避けるために、第一肋間動脈には手を出さずにバイパス手術を終えるという選択肢もありうることでしょう。

けれど、私にはその考えはありませんでした。妥協する手術をしてはならないのです。難しい道ではあっても、完全な手術をすることが、陛下におかれても、回復を願う国民においても望んでいることだと信じていたからです。だから、選択肢はひとつでした。

「いつもどおりの手術を行うことが、最良の結果となる」

そのため、バイパスとなる血管を一本の枝も残っていない状態で採取し、完全なかたちで血流の途絶えている冠動脈の先につなぐことこそ、期待を裏切らない手術なのです。

心臓につながったバイパス血管には、やがて血流が勢いよく戻りました。その瞬間、手術室に安堵感が広がったことは言うまでもありません。

予測していた心房細動も術中に起きましたが、私たちは左心耳縫縮術を行い、今後の脳梗塞の予防についても処置ができました。午前11時1分に始まった手術は午後2時57分に無事終了。3時間56分の手術でした。

上皇陛下が退院される直前、私はこう申し上げました。

「手術をした血管は血流がとてもよい状態で、これから20～30年は大丈夫です。同年齢の方が日本に何人いるかはわかりませんが、血流状態に関しては十指に入る心臓だと思います」

今振り返っても、満足のいく内容で行えた手術でした。何より、バイパスとした内胸動脈の状態がよく、長くよい状態を保てる血管だと確信しています。そういう点では最近の私が目指している「110歳までトラブルなく動き続けられる心臓」に近づく手術ができたのではないかと思っています。

本当の緊張は手術後の数年間にあった

しかし、本当の緊張はむしろ手術後にありました。

上皇陛下の手術自体には一点の憂いもなかったことは先に記しました。ただ、手術が終わって1カ月、2カ月がたち、やがて1年、3年と経過していったのですが、その間の上皇陛下の体調の変化はものすごく気になりました。何か不測の事態が起きれば、手術に一因があるようになりかねません。

心臓手術後に起こりうる脳梗塞への手当ては左心耳縫縮術を行ったこともあり、まず心配はありません。しかし、たとえば熱中症になったりするだけでも、ご年齢から不整脈が起きたりすることもありうるのです。内心、ひやひやしていたものです。

実際、手術後は2度の胸水貯留《きょうすいちょりゅう》があり、局所麻酔下で水抜きを行う治療が行われました。私も手術した最初の1年は、5回ほど御所をお訪ねしたものです。

聴診器をあて、胸水を抜いたあとの影響などを確認させていただきましたが、ちょうど季節は暖かくなるタイミングであったことも幸いし、陛下は順調に回復へ向かわれました。

上皇陛下ご自身が積極的なリハビリに取り組まれたことも回復をあと押ししたと思っています。陛下は東大病院にご入院中からリハビリを始められました。最初はトレッドミルというウォーキングマシンを使った歩行運動にコツコツと取り組まれ、その後は、美智子さまとご一緒に病棟の廊下を日々歩く院内歩行を続けられました。

3月4日のご退院後は、少しずつ歩く距離を延ばし御所の中を散策されたり、また御所内の階段を上り下りされたりと、軽い運動を伴うリハビリを繰り返されたのです。

「気温が15℃を超えてくれれば、どんどんよくなっていきます」

と、私もリハビリへの励ましをお送り続けましたが、その頃の私がようやく感じるようになったのが「手術の成功」です。

「手術の成功」を封印した意味

上皇陛下の手術直後の記者会見では、

「まず今回の手術は成功したと言えますでしょうか……」

という記者団からの質問がすぐにありました。東大チームからは、

「予定どおり順調に終えることができました」

と、お話しいただいたので、そこで私はこう補足するように答えたものです。

「手術は成功かどうかということの判断になりますが、陛下が術前にご希望されたご公務、ないしは日常の生活を取り戻されるという時点が、成功ということを話題にしていい時期だと思います。現状で成功かどうかという判断はやや尚早かと思います。治療はその日がくるまで継続していきますし、その日がくることをわれわれチームも楽しみにしておりますし、国民のみなさんもそれを楽しみにお待ちだと思います」

つまり、「成功」という言葉は、陛下がこれまでのようにご公務へ元気に臨まれることができるようになってこそ、言えることなのです。

これは私が常々思う手術観です。そもそもなぜ手術をするのかといえば、それは患者さんに元気を取り戻していただくためです。元気になることで、元どおりの日常生活が送れ、仕事にも復帰できるわけです。陛下の場合は、ご公務に支障なく復帰された時点こそが、真の意味での「手術の成功」となるわけです。

その年の3月、東日本大震災一周年の追悼式典に出席され、哀悼のお言葉を述べられた陛下は、徐々にご公務を再開され、5月には予定されていた英国訪問にも出発されました。エリザベス女王戴冠60周年記念の式典にご出席のためでしたが、ご帰国した際に飛行機のタラップをたしかな歩調で下りて来られたお姿を拝見したとき、私は確信しました。

「よかった。成功して……」

私は記者会見で預かった答えを、ようやく戻せるときがきたなと感じたのです。

緊張から解放されたのは5年後

本音を言えば、万一、陛下の御身に何かあったときは、自分は責任をとらねばならないと覚悟していました。それは当たり前ですが、一番の心配は家族まで巻き込みかねないことでした。私が心臓外科医としての仕事に打ち込むことができたのは、家族の支えがあってのことです。一歩間違えれば、私への非難は家族にも及ぶかもしれない……。それが執刀医ということの側面でもあるのです。そういう点でも手術後の経過はとても気がかりだったのです。

そして、本当の意味で緊張が和らぐまでは、さらに5年ほどかかったかもしれません。上皇陛下が手術をされてから5年目の2月18日朝、私はコンビニへ行き、5紙くらいの新聞を買い求め、社会面からすべての記事に目を通したのです。それまでは「手術後1年目」「手術後2年目」という見出しがほぼ毎年あったのですが、5年目にしてようやくその文字は消えていました。「これでようやく解放された」が素直な思いでした。家族に感謝し、私も一外科医としての日々に戻ることができたのです。

回復を支えた美智子さまのお心

上皇陛下の回復過程においては、美智子さまのお支えにも私は深い感銘を受けました。手術後のご公務の折、みなさんは陛下のうしろから手を添えられている美智子さまのお姿を、テレビのニュースなどでご覧になったことがあるのではないでしょうか。

東大病院でのご入院中、上皇陛下のおそばにはいつも美智子さまがいらっしゃいました。診察も、リハビリや今後のご生活への注意点のご説明の折も、美智子さまは必ずご一緒でした。

あるとき、今後の生活の注意点として、

「けがにお気をつけください」

と申し上げたことがありました。何かの拍子で思わぬけがをされると、それを契機に体力が落ち、生活の質が下がってしまうことは往々にしてあることです。そんなご説明にうなずかれた美智子さまでしたが、ご公務復帰後、上皇陛下の横で腕を組まれてお支えする美智子さまのお姿を見て、私ははっとしました。

「そうか、あのご助言を皇后さま（当時）がお聞き入れくださっている」

ひとり、テレビのニュース映像に見入りながら、上皇陛下の回復をお支えする美智子さまのお気遣いに思いをはせました。

御所でいただいたカツオ

美智子さまのお気遣いは、私が御所に拝診に向かった折にもうかがえました。しかも、それは私に対してのお気遣いのように感じられたのです。

ご入院中、私は上皇陛下にこうお話しさせていただいたことがありました。

「ご回復のためには食事で栄養をとるように心がけてください。タンパク質が大事で、これからの季節ならカツオなどがよろしいのではないでしょうか」

とも進言していたのです。

私がカツオを好きだったこともあり、ついお話ししてしまったのですが、手術から半年ほどが過ぎた夏、御所で両陛下と食事をご一緒する機会がありました。御所の応接室からは満開のキスゲの花が見えました。

「きれいでしょう。今が一番の見頃なんですよ」

と、美智子さまはお話しでしたが、そこに運ばれてきた松花堂弁当には、カツオが入っていたのです。ハッとすると同時に、美智子さまはあの日の私の話を覚えていてくださって、「先生もお好きだとお話しされていたので、カツオをご用意しておきました」

とにっこり微笑まれたのです。

こういうお心配りをされる美智子さまなのです。私は両陛下のご配慮に恐縮するばかりでした。

手術翌年の御歌に「天野あつし」の文字

もうひとつ、美智子さまのお気遣いらしい出来事がありました。「らしい」というのは推測にすぎないのですが、その出来事は手術の翌年1月の歌会始《うたかいはじめ》でのひとこまです。

天地にきざし来たれるものありて君が春野に立たす日近し

2013年（平成25年）新春恒例の歌会始に美智子さまがご用意した御歌《みうた》です。読みは、「天地（あめつち）にきざし来（き）たれるものありて君（きみ）が春野（はるの）に立（た）たす日（ひ）近（ちか）し」

となります。

上皇陛下のご回復ぶりを、皇后陛下でいらした当時の美智子さまは、春の息吹に合わせて実感されたように詠《よ》まれたと理解できます。

「君（陛下は）は、春の訪れとともにきっとよくなる」

口語にすればこんな意味となるのでしょう。これだけでも、手術に携わったひとりとしては大変光栄なことです。ですが、ある知人の指摘によれば、この御歌には私の姓名が刻まれているというのです。わかりやすくするため、一部の漢字を「かな」にして記すと、

「天つちにきざし来たれるものありて君が春野に立たす日近し」

となります。

順番こそ異なりますが、たしかに御歌には「天・野・あ・つ・し」と私の姓名が入っていたのです。偶然のことかもしれません。ただ、御歌にもし美智子さまの思いが込められていたとしたら……と思いをめぐらし、私は深く感じ入ったのでした。

公平を貫くお姿に感銘し、わが身を律する

上皇陛下の手術に携わってからの日々は、その後の私の行動にも少なくない変化をもたらします。

何より、上皇陛下の公平を貫くお姿を目の当たりにしたことです。手術で東大病院に入院される際には、病院関係者、手術関係者すべてににこやかな表情を向けられ声をかけながらでしたが、そのお姿は入院中もまったくお変わりないのです。術後の痛みも当然経験することですが、おつらいところはまったくお見せになりません。公平さと威厳を常に保たれているご様子には、深い感動を覚えました。

そんな姿勢は、手術した年の12月、恒例の誕生日会見のご発言にも表れています。手術を受けられたこともあり、ご公務の負担の軽減について政府や宮内庁を中心に論議が活発になっていた折でもありました。それに応えるかのように上皇陛下はこうお話しでした。

「負担の軽減は公的行事の場合、公平の原則を踏まえてしなければならないので、十分に考えてしなくてはいけません。今のところしばらくはこのままでいきたいと考えています」

私は深く感銘したものです。そして、そのご発言を自分自身に置き換えてみたのです。私が「公平の原則」を貫いているかといえば、必ずしもそうではありません。そうしたみずからの行動を見直し、律するきっかけにもなりました。

外科医は結果もプロセスも大事

それまでの私は、心臓外科医として「結果がすべて」と考えがちでした。そう居直れるのが心臓外科医とさえ考えていました。しかし、大きな勘違いです。むしろ、結果がいいのは当たり前で、そこまでのプロセスも患者さんにとってはひとつひとつが大切なのです。陛下のように公平無私で、弱い立場の人に寄り添うものでなければ、私たちの行為は意味をなさないのです。

外科医にとって公平の原則とは、まず患者さんを等しく診ることでしょう。そして、手術を待つ患者さんの病状に応じて、純粋に手術時期を決め執刀することも公平さのひとつであると思います。

ただ、後者に関していえば、決してそのとおりではない頃もありました。患者さんにはみなそれぞれの事情はあるのですが、お世話になった関係者の紹介による患者さんであった場合など、はたして特別の配慮をしてこなかったかと言えるだろうか……。

あらゆる点で、自分にはできていないことがまだまだあったのです。

「忙しい」を口実にできていなかったこと

第2章でも触れましたが、外科医を志す以前の私には、医師のいないところで人々の役に立てる存在として、僻地医療に携わりたいという思いもありました。人より3年遅れて医師になったこともあり、医師の多い都市部では働き先がないかもしれなかったのです。そこを自分に都合よく言い換えていた面もありましたから、思えば失礼な話です。

ただ、心臓外科医となってからも、その思いは「いずれ実行する」と、胸に刻んできたのですが、その点はまだ志半ばなのです。

ですが、上皇陛下はご退位までの日々に戦没者の慰霊のために全国を旅され、その締めくくりとして日米両軍の凄惨な戦地となったパラオのペリリュー島にも出かけられています。こういうお姿を拝見すると、内心忸怩《じくじ》たる思いに駆られるのです。

「忙しいのでまだまだできない」

と言いつつも、休みの日にはゴルフへも行ってしまうのです。陛下の行動を見習いたいと強く感じるいっぽうで、自分に都合のよい理屈で、ようはまったく行動できていないのです。こうした負い目を抱きながら上皇陛下のご退位までの日々を拝していたのです。

自分の務めを貫くことが幸せへの道

ここ数年、私は中国やインド、そしてベトナムへたびたび出かけるようになりました。現地の医療の現実を自分の目に刻むためです。手術を実際にすることもあります。そして、自分を求める患者さんが世界にはまだまだたくさんいることもわかりました。

そんな私の行動に対して、古くからの知人はこんな言葉をくれました。

「天野先生が若い頃から希望されていたお仕事を、ついに始められたのですね」

そう言われ、ようやく胸につかえていたものが取れた思いになりました。

私が希望していた僻地医療への思いは、どうやら違うかたちで実現し始めているようです。少しほっとした思いになりました。

上皇陛下はご退位の日（2019年4月30日）、即位礼正殿の儀でこうお言葉を述べられました。

「今日《こんにち》をもち、天皇としての務めを終えることになりました。（中略）即位から30年、これまでの天皇としての務めを、国民の深い信頼と敬愛をもって行い得たことは、幸せなことでした。象徴としての私を受け入れ、支えてくれた国民に、心から感謝します」

自分の務めが、自分にとっても幸せなことにつながっていくのは素晴らしいことです。

多くの医師はむしろできていないだろうと感じます。けれど、遅々とした歩みながらも私は自分の務めを、一外科医として貫くことで幸せへ近づく気がしています。

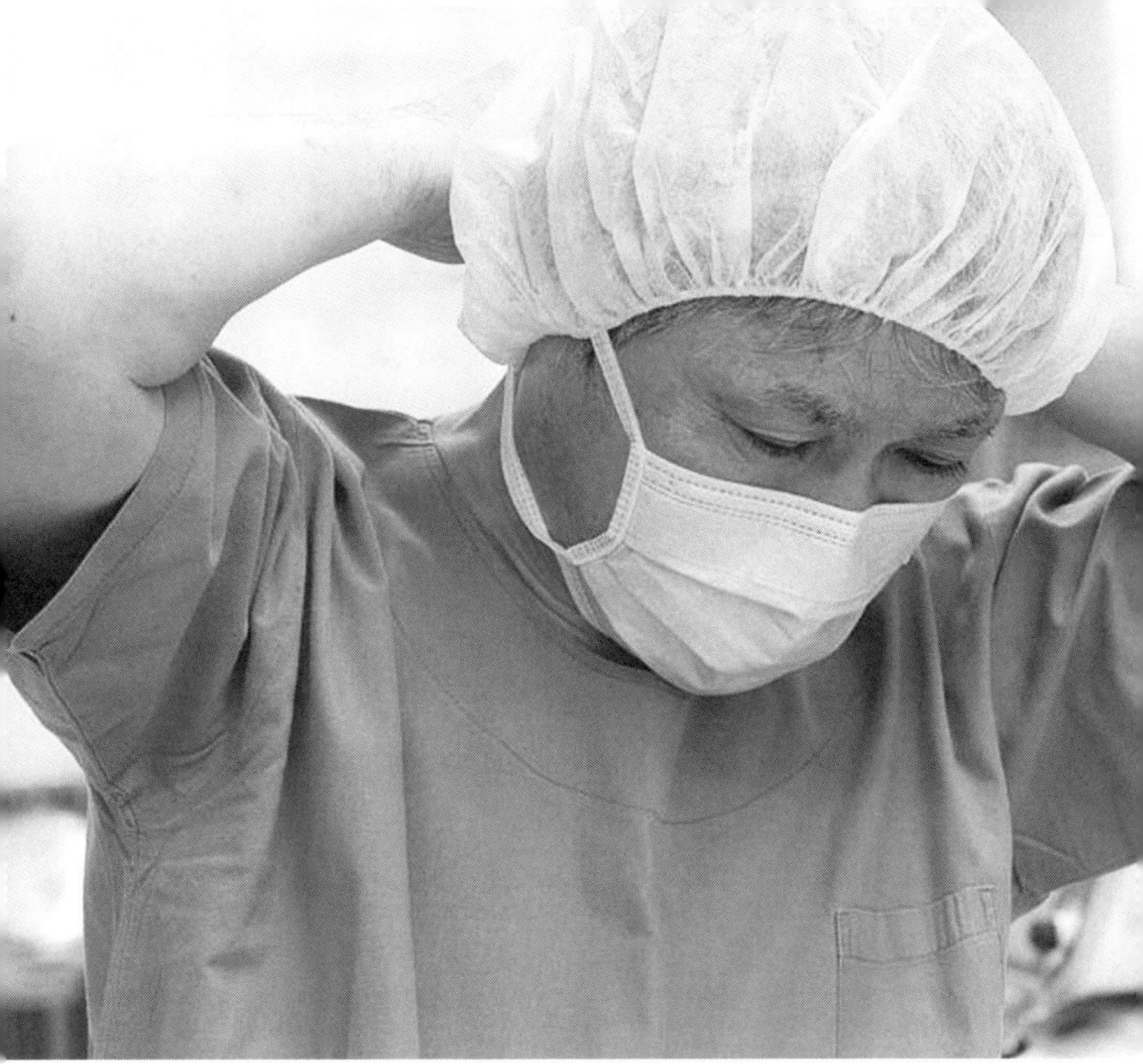

第5章

しんがりで尽くす

生ある限り闘いは終わらない

名誉教授という「戒名」は求めない

私は、生涯一外科医でありたいと考えるタイプの医師です。いわば、現場の医師ですが、そんな私に新たな仕事が加わったことがありました。

２０１３年の冬、突然、順天堂大学の理事長に呼び出され、順天堂医院の副院長に指名されました。順天堂医院は１８３８年（天保９年）に創立された医学塾が１８０年以上の歴史のなかで発展してきたもので、現在の正式名称は順天堂大学医学部附属順天堂医院です。

その頃、順天堂医院では研修医の減少が大きな課題でした。研修医入職を希望する新人医師がどんどん減っていたため、副院長として研修医を集める任務を託されたのです。

そこからの私は、心臓外科医という立場と、病院運営にかかわる立場という二足のわらじをはく状況が始まりました。今振り返ってみると、スタッフはいましたが、会議も多く、かなりの時間をさいていました。ある意味、リクルーターですので、医学生たちへのアプローチを、あの手この手で考えました。病院に招いたり、手術室でのセミナーを行ったりし、なんとか研修医の数を増やすこともできました。自分でもよくやったなと思います。

その後、2016年からは順天堂医院院長に抜擢していただきました。このときも、心臓外科医として臨床の現場に立ち続けながら、院長という管理者の側面も持つ仕事との二足のわらじを選びました。

任期である3年間では、患者さんの安全を最優先に病院運営ができたことが一番の喜びです。第三者機関が順天堂医院をどう見てくれているのかという、国際的な病院機能評価機構「JCI」の認証を副院長のときに取得していたのですが、その数倍は難しいとされていた「認証更新」を達成しました。認証を受けるうえでは、病院というハードと、病院のスタッフというソフトの質の追求が当然求められます。その結果、患者さんの満足度が増し、来院者数を増やすこともできたのではないかと自負しています。

一教授兼一外科医に戻ったからこそ手術が続けられた

2019年3月に任期を終えたとき、やり残した仕事もあったので、「もう少し続けさせてくれたら……」という思いもありました。しかし、自分のなかで「やれるだけのことはやった」という区切りをつけ、再び「一教授兼一外科医」の立場に戻る選択をしました。この決断は正しかったと思っています。

私が病院長を退いてからちょうど1年後の2020年春、新型コロナウイルスの感染拡大が本格化し、その不安は今も続いています。もし、私があのまま院長を続けていたら、今の時点で臨床にかかわることは難しかったでしょう。院長は病院運営のリーダーです。そこでの最優先の仕事は、患者さんと病院を守ること。医療崩壊を招かないよう、新型コロナウイルス感染への対策と対応にすべての力を注がなければなりません。

幸い、一教授兼一外科医となっていたこともあり、新型コロナウイルスへの対応も、心臓血管外科を守ることに限定されました。今も現場で手術を続けられているのは、病院経営に携わる立場に区切りをつけたからこそなのです。

教授退任式という無駄な祭りは断る

その教授職も2021年3月には定年を迎え、教授という職からは退きます。じつは、その日を見据えて、周囲から「退任記念祝賀会」についての相談がありました。大学病院の教授のほとんどは、退任する際にこうした退任式を開催します。自分の妻に同席してもらって労いの言葉をかけたり、同僚や関係者を招待して、盛大な〝お別れ会〟を開くのです。

しかし、私は断りました。それほどたいそうなことはやっていないと思っていますし、ここまでやってこられたのは患者さんのおかげです。にもかかわらず、退任式という内向きなお祝いを行うことには抵抗感があるのです。加えて言えば、退任式は「名誉教授」という〝戒名〟をもらって「葬式」を執り行うことにも似ています。ですが、私は一外科医としての定年を迎えるつもりはまったくありません。みなさんの思いはありがたいのですが、ここは丁重にお断りするのが私の理屈にも合っています。だから周囲にはこう、お願いしています。

「まだ俺は現役なんだから、祭壇には上げないでくれよ。老兵はただ静かに消え去るから。そして、いずれ自分の闘い方に合致した場所で、もう少しがんばるから……」

そもそも、退任式を開催するには数百万円単位の費用がかかります。会場で配られる自身の業績集の制作費もバカになりません。私はこれまでたくさんの退任式に出席して、100冊を超える業績集をいただきました。しかし、表紙をめくって中身を読んだのはせいぜい2冊か3冊です。こんな無駄なことに多額の費用をかけるのはもったいないと思うのです。

これらの費用は医局の研究費から捻出するものですが、それならば、若手医師が海外で学ぶための費用にあてるほうがはるかに有意義です。退任式を開催しなければ、何人もの飛行機代がまかなえるのです。医局の研究費は心臓血管外科という臨床の場を進歩させるために、自分自身でさまざまなところから集めたものです。けれど、その研究費を自分の過去のために使いたくはありません。次代を担う若手医師の未来のために使いたいのです。

専門領域にしばられず、新しい手術に取り組む

これまでにも触れましたが、心臓病の患者さんの治療は大きくふたつに分かれています。手術を行う心臓血管外科と、カテーテル治療を手がける循環器内科ですが、極端な言い方を許していただければ、このふたつの診療科は患者さんの〝奪い合い〟を繰り返しているといえます。

言葉は悪く聞こえますが、その切磋琢磨《せっさたくま》によって、患者さんにとってよりよい治療を行い、元の日常生活を取り戻していただくことがどちらにとっても目的です。

あえて言えば、医師の専門領域は医療者側の都合であり、患者さんにおいてはどの科であろうとかまわないのです。

そのひとつの例が、私たちが行っている脳梗塞の予防手術です。脳梗塞といえば、脳外科が扱う病気であることはいうまでもありません。ただし、脳梗塞の3分の1ほどは、心《しん》原性脳梗塞《げんせいのうこうそく》、つまり心臓内の異変により起きる病気の場合もあるのです。

2010年頃から私たちが行っている心臓の「左心耳」に対する手術もその代表例で

す。左心耳とは、心臓の左心房の上部にある袋状に突起した部分です。心臓が細かく不規則に収縮を繰り返す心房細動が起こると、ここの血流が悪くなるため、血栓ができやすくなります。その血栓が移動して脳の血管で詰まると、脳梗塞が起こるのです。しかも、こうした心原性脳梗塞はきわめて予後が悪いことが知られています。

心臓の手術を受けた患者さんは、どんなに手術が完璧だとしても、術後に心原性脳梗塞を起こすリスクがアップします。そのため、どうにかして心臓手術で脳梗塞を減らす方法はないものかと考え抜き、血栓の75～90パーセントが形成される左心耳にいき着きました。欧米でも左心耳への処置は脳梗塞の予防に有効だと注目され始めていました。

上皇陛下にも受けていただいた脳梗塞予防手術

当初は、心臓手術を行う際に付随して、袋状の左心耳を糸で縫い縮め、血液の行き来を遮断する「左心耳縫縮術」を実施しました。上皇陛下にも受けていただいた手術で、長年かけて積み上げられたデータからも、血液を固まりにくくする薬、抗凝固薬を服用するのと同程度以上に脳梗塞を予防することがわかっています。

ただ、左心耳を糸でしばるだけでは脳梗塞を完全に予防するには不十分な症例があることもわかってきました。ほとんどの場合はそれで防げるのですが、まれに心不全の症状が残ってしまうと防ぎきれないケースも出てきてしまうのです。そこで、左心耳は取り除いても大きな問題はないこと、血栓の移動を防ぐにはできるだけ左心耳を切除して縫ったほうが確実だとわかってきたことから、近年は左心耳を切り取る「左心耳切除術《さしんじせつじょじゅつ》」を実施しています。

私が左心耳に着目し始めた頃は、心臓血管外科でも循環器内科でも「脳梗塞には手が出せない」と考えられていました。しかし、手術で脳梗塞を予防できるとなれば、循環器内科では実施できないこともあり、心臓血管外科にとって大きなプラスになります。

もちろん、患者さんにとっても大きなプラスです。たとえば、心臓手術を受ける際に同時に脳梗塞も予防できる処置をしてもらえるとなれば、心臓の手術が必要だと診断されている患者さんには「これはいいチャンスだ」と考えてもらえます。また、手術が必要だと告げられ、「ああ、手術なんて受けたくないな」と思っている患者さんも、同時に脳梗塞を防げる治療を受けられると知れば、「それなら手術をお願いします」という前向きな気持ちになるのです。

2020年より心房細動と診断された場合、保険適用に

いち早く手がけた左心耳の手術は、そうしたふたつの側面から、ほかの医療機関や循環器内科とは違った独自の〝強み〟として、新たな患者さんの入り口をつくることにつなが

りました。

順天堂医院では、左心耳への手術が3600例以上に達していて、おそらく世界で一番症例数が多い施設です。これまでの実績を海外の学会で発表し、ある程度のエビデンス（根拠）も構築できたと自負しています。

さらに、2020年4月からは、左心耳切除術が保険適用になりました。心房細動と診断された場合、患者さんの同意があれば、脳梗塞を予防するための手術として保険で実施できるようになったのです。

これまで順天堂医院では、左心耳への手術はあくまでも心臓手術に付随した、いわば〝サービス〟として行ってきました。私のなかでは、脳梗塞の患者さんが増えているうえ予防効果も明らかなので、いずれ保険適用になるだろうという確信がありました。そのため、黙々とやり続けてきたのです。

保険適用になったことで治療費が加算されますから、順天堂医院以外でも実施する医療機関がどんどん増えていくでしょう。これまでの実績から脳梗塞を発症するリスクを大幅に下げられることははっきりしているので、さらに広まってくれることを期待しています。

「神の手」より、工夫で難手術を越えていく

「自分でなければ助けられなかっただろう」

そう感じる患者さんが1年に2〜3人ほどいます。

そういう患者さんは、過去に心臓手術を受けたことがあって再手術が必要になったケースがほとんどです。そのうえで、かかっていた医療機関において、

「再手術はしないほうがいい……すれば命を失いかねません」

などと告げられ、遠方から私のところにやって来ます。私が〝神の手〟を持っているわけではありませんが、私の行う手術にはいろいろな工夫があるので頼って来られるのでしょう。

再手術を断られる患者さんというのは、かつてメスを入れた大動脈に癒着がある場合が多く、少しでも処置を誤ると大出血を起こしてしまう恐れがあります。なかでも、リスクが高いといえるのが大動脈瘤の患者さんですが、自分が行っているような手術の工夫がなければ、その手術自体、不可能だったと思える再手術が何度もありました。大動脈にできた〝こぶ〟が皮1枚で残り、破裂寸前の状態で、しかも、〝こぶ〟のある動脈が胸骨に接

しているケースなどです。

心臓手術の多くは、胸の真ん中で皮膚を切開し、中央にある胸骨を縦に切ってから行われます。そのため、そうした患者さんは胸骨を切った瞬間に〝こぶ〟が破裂して大出血を起こすことがあるのです。このような事態は、術前に行う心臓CTや心臓エコーといった画像診断から把握できる場合がほとんどです。そこで実施するのが「超低体温循環停止《ちょうていたいおんじゅんかんていし》」という方法です。

大出血が問題なら、出血しない方法を考える

患者さんの体温を15〜20℃くらいまで下げてから、人工心肺装置による血液の循環を一時的に停止した状態で手術を行うのです。心臓が停止して全身の血液の循環が止まっているので、どこにメスを入れても出血はしません。そのため、破裂寸前の〝こぶ〟がある動脈の処置を行うことができるのです。つまり、大出血の可能性が問題で手術が難しいわけですから、どうすれば出血しないかを考えるのが、外科医の仕事と私はとらえています。

ただし、長時間にわたって血液の循環を止めてしまうとほかの臓器に悪影響が出てしまうため、許容時間はおおむね20分程度です。ですから、20分で大動脈の癒着を剝離してから出血が起こらないように大動脈の処置を終わらせ、人工心肺装置に戻して血液の循環を

再開させなければなりません。外科医には、正確な技術とスピードが求められるうえ、超低体温循環停止による手術を数多く行った経験が必要です。

また、それなりの設備が整っていなければならないため、どこの医療機関、どんな外科医でも実施できる手術ではないといえます。

ここに至るまでは試行錯誤がありました。自分のなかで超低体温循環停止という方法が確立する以前は、同じような状況の患者さんが手術中に大出血し、苦労に苦労を重ねて止血したものの、術後に合併症を起こして亡くなるという苦い経験が何度かあったのです。

そのたびに、私は不安にさいなまれました。

「もしも明日、同じような患者さんが運ばれて来たら、どうすればいいのだろう……」

たとえるなら、ウルトラマンが怪獣に負けてしまったときの心境といえばいいでしょうか。カラータイマーが点灯している3分間で怪獣を倒すことができずにやられてしまって人間の姿に戻り、ダメージを引きずったままなのに再び怪獣が現れる……。

そんなとき、ウルトラマンはウルトラの父などの協力を得て、新たな闘い方を見つけて怪獣を倒します。ところが、私にはウルトラの父もいません。あくまで、自分の力で立ち上がらなければだめなのです。ヒントは、同じような症例についてのライブ手術にありました。海外で行われている手術映像をいくつも視聴するのです。技法はさまざまでしたが、取り入れられることも多く、自分の経験からの工夫も重ねました。そうした紆余曲折を経て、超低体温循環停止による手術にたどり着いたのです。

手術の設計図と地図は事前にできている

また、急速に進化する画像診断機器を有効活用する方法が確立したことで、手術が難しいとされてきた患者さんであっても、希望が持てる契機になりました。

近年、心臓や冠動脈の立体画像を驚くほど正確に映し出せる心臓3D‐CTや、フルカラー画像を見られる心臓エコーなどの診断機器が登場しました。これにより、事前に手術の〝設計図〟〝地図〟をしっかり描くことができるようになりました。起こりうるトラブルを予測できたり、より安全な患部へのアプローチをシミュレーションできるようになり、手探りで手術に臨むケースがなくなったのです。

術前だけではなく、術中にも経食道心臓《けいしょくどうしんぞう》エコーなどによる画像診断をフル活用しています。胃カメラのような管を患者さんの口から挿入し、心臓のすぐうしろ側を走っている食道から心臓を観察しながら手術を進めていくのです。それまで、こうした術中の画像診断は、循環器内科医や麻酔科医に頼んで確認してもらうための機器でした。

しかし、手術に臨んでいるわれわれ外科医みずからが、積極的に使用して患部をチェックすることによって、より安全で正確な手術ができるようになったのです。

こうした新しい手法は、言うは易《やす》しですが、誰も教えてはくれません。すべて自分で考え、試行錯誤して見つけるものです。

手術できない理由は、みずからを守るため

そのヒントは日常生活のなかに転がっています。たとえば、カーナビが登場したことで、たとえ道を知らなくても目的地までたどり着けるようになりました。

「カーナビの発想をどうすれば手術に応用できるだろうか？　肝臓の手術では術中にエコーを使ってナビゲーションをしている。ならば、心臓手術でも活用できるのではないか……」

そんなふうに考えて、ガイドエコーという独自の方法が生み出されたのです。

「今までと同じやり方でやるしかない……」

難しい局面にぶつかると、安全というよりも、踏み込まない解決策を選択することは往々にしてあることです。ただし、その根元《こんげん》には、「患者さんのため」というより、「自分のためにも」の思いが見え隠れしています。医師は歩みを止めてはならないのです。そして、歩みを止めた医師のもとには、「自分ならば助けられる患者さん」はやって来ません。

手術とは「傷が治る」ことが前提の契約である

新型コロナウイルスの感染拡大を経験してあらためて感じることですが、感染症は本当に恐ろしい病気です。私にもかつて、患者さんを感染症で失った苦い経験があります。それは、私が順天堂医院に着任したばかりの2002年夏のことでした。手術後の傷口に起こるMRSA（メチシリン耐性黄色ブドウ球菌）に3人の患者さんが感染し、そのうちふたりを亡くしてしまったのです。

いずれも、MRSAを保菌していた医師が執刀した患者さんでした。その医師は、それ以前にMRSAを保菌していた患者さんの手術に助手として参加していました。その際、MRSAに感染してしまったのです。ただ、それが判明するのはあとになってからのことで、そうとは知らないまま3人の手術を行い、感染を拡大させてしまったのです。

われわれもいったい何が起こっているのかわからない状態にありながら、懸命に対処しました。それでも、MRSAに感染した患者さんはあっという間に亡くなっていきました。ひとりは心臓弁膜症で人工弁置換術を受けた女性の患者さんでした。手術後、急に血圧が低下してすぐにＩＣＵ（集中治療室）に戻されましたが、首の付け根が異常に腫《は》れる「膿瘍《のうよう》」という症状が現れ、敗血症《はいけつしょう》を起こし、なすすべもなく亡くなられました。

もうひとりは緊急で冠動脈バイパス手術を受けた男性の患者さんで、病棟に戻ったあとに手術の傷が開いてしまったのです。ＩＣＵに戻って再手術も行いましたが、数日後にやはり亡くなられてしまいました。

すんでのところで命を助けることができた3人目の患者さんは、心臓弁膜症の手術を受けた男性です。このときはその症状から早い段階で感染症が疑われたため、早めに効果的な抗生薬の投与を行うことができて、ことなきを得ました。

外科医にとって最大の敵は傷口からの感染

その時点では、まだはっきりとＭＲＳＡ感染だとはわかっていませんでした。しかし、感染症であることが濃厚だったことで一時的にすべての手術を止め、徹底的に調査を行いました。その結果、やはり院内感染が起こっていたことが明らかになりました。

ＭＲＳＡは、人間や動物の皮膚などの体表面に常在するブドウ球菌で、ペニシリンが効かない耐性菌に対し開発されたメチシリン、マクロライドなどの抗生物質に耐性を持ったものです。通常は無害ですが、抵抗力が落ちている患者さんや高齢者が感染すると、産生される毒素によって、肺炎《はいえん》、敗血症、心内膜炎《しんないまくえん》といった重症感染症を引き起こします。傷口での院内感染を引き起こす原因のほとんどがMRSAといわれていて、感染すれば確実に創部感染《そうぶかんせん》（SSI）に拡大します。閉じたはずの傷口が開いてしまって膿《うみ》を持ち、敗血症を起こすと3分の1が亡くなってしまうほど深刻で、外科医にとっては最大の敵といえます。

MRSAによる感染症で亡くなったふたりは無事に手術が終わり、「絶対に治る」はずの患者さんでした。それだけに、自分自身を許すことができないくらい悩みました。

外科医の原点「創傷治癒」からの発想を

そして、「感染症による合併症をつくらない手術を必ず実現させる」という決意を固めました。手洗いや手術用手袋の二重装着といった感染対策の基本をあらためて徹底すると同時に、「創傷治癒《そうしょうちゆ》」＝「傷を治す」という外科医の原点に立ち返り、こう考えたのです。

「権威と呼ばれる医師たちがつくった手術の教科書に載っている方法をただなぞるだけではだめだ。〝こうしたほうがいい〟とされる方法とは真逆に進む発想をしなければならない」

その結果、術後に傷口周辺の皮膚の皮下層にドレーン（誘導管）を入れて吸引をかけ、傷が治るメカニズムを促進させる処置にたどり着きました。

それまで、心臓外科の領域では、「クリーンな環境で行われる手術による傷はそもそも無菌の状態だから、ドレーンを入れる必要はない。むしろ、MRSAを持ち込むリスクがある」という見解が〝常識〟とされていました。しかし、私は真逆をいきました。初期の創部感染を起こした患者さんの傷口周辺に被覆材とフィルムをあてて密閉し、ドレーンを挿入して吸引ポンプで陰圧をかけ、創傷治癒を促進させる「V.A.C.《バック》療法」にヒントを得て、感染を起こしていない段階の術中にドレーンを多用したのです。

この方法が素晴らしい成果をあげ、われわれの手術では傷に関する心配はほぼなくなりました。まだ手術の教科書に掲載されるほどのスタンダードな手法にはなっていませんが、われわれのなかではもはや変えようがないものといえます。丁寧に時間をかけて傷を閉じる処置を行っているため、傷口もきれいに仕上がります。術後の患者さんで、明らかに「手術を受けたんだな」とわかるくらい傷が残っているのは、私が診ている年間200人ほどの患者さんのうち、ひとりかふたりです。

手術というものは、「切開したところがきちんと治る」という大前提のもとで、外科医と患者さんが交わす契約です。いわば、最初と最後のコンセンサスといえます。かつて、ふたりの患者さんを亡くすという大きな犠牲を出してしまった苦い思いは、二度と味わいたくはありません。ですから、「傷を治す」という契約だけは絶対に守りたいのです。

患者さんのため、「しんがり魂」で勝負をする

私はいろいろなものを背負ってここまでの人生を歩んできました。

自分が医師になるまでに苦労したいっぽうで、医師になりたくてもなれなかった同世代もいます。そうした人の思いも背負いながら、今も心臓外科医であり続けています。

心臓外科医が自分の父親を、自分のかかわった手術ののち、亡くしてしまうということはとりわけ大きな出来事でした。上皇陛下の手術に携わったことも、それまでの医師としての自分を見つめ直すきっかけになりました。インパクトの強い人生体験が医師としての転換点になっています。

無謀なことや、イチかバチの勝負はしませんが、勝算を持って覚悟を決め、最後の一線を守るための勝負をすることは、今の手術においてもしばしばあることです。手術はチームで行うものですので、その「しんがり魂」とでもいうのでしょうか……。

「しんがり」は「殿」と書きます。戦国時代に退却する隊列で、敵方の追撃を防ぎながら、本隊を守る役割の武将を指すことが一般的ですが、危険を伴いながらも、守るべき対

象のためには、みずからの命をかける存在と理解しています。

私がしんがりで守るべき対象は言うまでもなく、患者さんであり、仲間たちです。だから、手術チームのリーダーとして常にいい聞かせていることは、

「患者さんを絶対に危険な目に遭わせてはいけない――」

ということです。これは、今も変わらない気持ちです。かといって、そのためにリスクの低い手術を選んでいるということではありません。EBM（科学的根拠に基づく医療）に則っていることは絶対条件ですが、そのうえでどこかで、しんがりとしての勝負をかけることがあるのです。

少しだけ時間をかければ丁寧な縫合ができる

たとえば、新型コロナウイルスの流行による緊急事態宣言のさなかの手術でも、そんな勝負はありました。大きな動脈瘤があり、人工血管に置き換える手術でしたが、高齢でもあり、

「そもそも手術を受けない選択肢もあります」

と、術前にお話しした患者さんです。そのうえで、患者さんは手術を希望されたのです。こういう手術ではできるだけ時間をかけずに済ませたいのが本音です。けれども、託された以上は、絶対に元気なってもらうという思いから、ちょっとだけ勝負をすることが

あるのです。

手術チームのスタッフからも、「きょうの先生は、勝負していましたね」と、言われることがあります。そこで、なんの勝負をなぜしているのか——といえば、答えは明確です。

「それはあともう少し時間をかければ、もっと丁寧で完璧な手術ができるからさ」

と、私は返します。丁寧な縫合をすることは、その後の回復にかかわってくるからです。いっぽうで、丁寧に手術を進めることで時間がかかってしまうのも事実です。手術時間が長くなれば、その後の合併症などの可能性も高くなるのです。そこを守りつつ進めていかないと、心臓の手術は、最後の一手で状況が変わることもあるのです。

術後、患者さんにも「勝負」をお願いする

もちろん、手術ですべてができなくても、術後のケアで回復を助けることもできます。

「手術後3日間ゆっくり寝て、3週間で退院すのがいいか」

「手術の翌日から立ち上がって歩いて、1週間で退院するのがいいか」

かつて、手術を受けた患者さんたちに尋ねていた時期もありますが、そこでの患者さんの答えは、みな「1週間で退院したい」でした。そういう意味では、私たちも患者さんにも少しだけ「勝負」を求めているのです。最後は患者さんの「回復への意欲」が大きいからです。

体力が衰えている患者さんを引き受けて手術し、なんとか一般病棟に戻ってはいただいたとしても、寝てばかりの療養を続け、その1カ月後に誤嚥性肺炎《ごえんせいはいえん》で亡くなる……ということは実際あることなのですが、これではだめなのです。

手術をするのなら、元どおりの日常に戻して差し上げたい。だから、われわれもその一点の思いで勝負をすることもあれば、患者さんにも手術後1日で歩くようにして、1週間で退院できるように勝負していただきたいのです。こうすることで、生活のリズムを早く取り戻すことができるのです。

それが、しんがりとしての譲れない思いでもあるのです。

最後の最後まで、救える命に間に合いたい

民間病院を渡り歩いてきた私の本質は、一匹狼的なところにあると感じています。しかし、今の自分は心臓血管外科というチームを束ねるリーダーです。仲間があってのチームですから、リーダーは仲間を生かすための戦略を常に考えなければなりません。リーダーとしては「しんがりで尽くす」という思いで職務に臨んでいることは、前項でも触れたとおりです。けれど、いったんチームを離れれば、傭兵気分になるのです。月に何回かは順天堂を離れ、宮城や埼玉の病院に出向いて手術を行っていますが、そのときは少しだけ気分が高揚するのです。

「きょうは誰も助けてくれないぞ。すべて俺次第だ」

心臓外科医は私にとって天職です。だからこそ、「もっと成長したい」「より完成度を高めたい」という思いが萎《な》えることなく、今もその道を歩み続けています。

年齢を考えると、心臓外科医としての道に限りがあるのも事実です。

外科医の多くは、手術ができなくなると内科医に〝転職〟する道を選びます。これまで

自分が続けてきた経験を生かしつつ、より負担が少ないフィールドに移るのです。

手術を離れることは医師をやめるに等しい

病院経営に携わる医師もたくさんいます。ただ、手術をする側ではなく、管理する側にならなければいけないので、自分にとって一番大切な手術を手放すことになります。それはつまり、自分のなかでは「医師をやめる」ということです。

しかし、私の頭のなかにはそうした筋書きは浮かんできません。メンタルやフィジカルが衰えれば、患者さんの命を預かることはできませんが、幸いなことにもう少しは第一線の外科医でいられる体力も技術もあります。もちろん、若かった頃に比べれば、身体的な衰えは認めざるをえません。けれど、「もっともっと運命の患者さんに出会いたい」という思いのほうが強いのです。

映画の『バットマン』シリーズのひとつに『ダークナイト』という作品があります。そこでのバットマンは、今立ち向かっている悪者との対決中に、ほかの人が襲われたことを聞きつけて駆けつけるのですが、すんでのところで間に合わず、助けられる命を救えなかったと自分を責めます。私は、たとえそのような状況でも、患者さんと仲間たちを救える存在でありたい。外科医である最後の最後まで、「救える命に、間に合いたい」のです。

伝えたい、昭和という時代の活力のこと

ここ数年、中国、ベトナム、インドを訪れる機会が続きました。現地に招かれて心臓手術を行ってきました。そうした国々を訪れるたび、現地の人たちや社会全体からは、「これから俺たちがこの国をつくる。やってやるんだ」という熱気を感じたものです。あえて言えば、私が生まれた当時の日本に似た空気です。そして、こう直感したのです。

「もしもこの人たちがこのまままっすぐに成長していけば、おそらくわれわれ日本人の子孫たちはかなわないだろう……」

私は、もう一度、日本に私が生きてきた時代の空気を取り戻したいと思っています。ひとりの力で変えられることではないかもしれませんが、自分がその核になり、社会全体が持っている力を掘り起こしたいと考えています。声を大にして伝えたいことがあります。

「行動しなければ何もつかめない」

ということです。何も考えずに行動するわけではなく、目標を定めたり、信念を持ち動

くのです。「何かをつかみたい」という思いの出発点は好奇心です。自分が興味を引かれるものを見つけたら、次はそれを深掘りし、探求していきます。たとえば、私の身近な例ですが、手術で使用している糸があれば、「なぜこの糸を使うのだろう」と私は考えます。さらに、

「この糸の前はどんな糸を使っていたのだろう」

「どうして今の糸に変更されたのだろう」

「それまでの糸には問題があったのだろうか……」

「今の糸はどこが進歩したのか……」

といったように、ルーツまでさかのぼって考えていくのです。そうやってひとつの物事を原点まで掘り下げて学んでいくと、確実に自分のものになります。技術であれば、そうして得意になっていくのです。

傷痍軍人が、なぜあの頃の日本にいたのかを掘り下げた

医局の若い医師たちにも、そうやってひとつひとつのことを掘り下げてもらいたく、奮起をうながすためにこう言うことが、しばしばあります。

「おまえ、外科医に向いてないよな」

「普通にへただな……ここでやっている分には大丈夫だろうけど」

言われた若い医師は頭にくるでしょう。でも、それで意欲がなくなるのならそこまでです。私自身も「おまえ、才能がないなあ」「俺が見たなかで10人中7番目の医者だ」と言われながら奮起をしてきたのです。何かをつかむためには、自分のなかの壁を乗り越える必要もあるのです。

自分がこれまで歩んできた半生を振り返るとき、今もありありと思い出されるのが「昭和」という時代の空気感です。

私は昭和30年に生まれました。西暦では1955年です。日本が太平洋戦争で敗れてから10年後で、その頃の日本は今とはまったく違う世の中でした。

戦争そのものは知らない世代ですが、戦争の痛ましい傷跡や暗い日陰の部分は、私の周りにはまだたくさん残っていました。子供の頃、オムライスを食べるために母に何度か連れて行ってもらった東京・銀座の三越の前には、軍隊帽を被り、腕や脚を失くしていながら、古びたアコーディオンで軍歌を弾いている傷痍軍人《しょういぐんじん》の姿がありました。

「そっちは見ないで……」

と、母にいさめられた記憶がありますが、子供心に「なぜそういう人たちがいるのだろう」と感じたものです。私は疑問が頭をもたげると、とことん調べ考える子供でした。戦争で体の一部を失った軍人は復員後には仕事に就けなかった人も多く、人通りが多い駅前や商店街に立ち、通行人から金銭を恵んでもらっていたことを知ります。そして、日本は戦争に負けたんだということをあらためて思い知るのです。

「きょうあったことはすべて過去」とし、前進する

しかし、そうした暗い部分のいっぽうで、当時の世の中全体に、「これから世の中はどんどん変わる。変えていくのは自分たちだ」という空気がありました。自分ががんばることによって、自分も周囲もよりよい生活になっていく。誰もがそんな満足感や高揚感を感じていました。

昭和30年代というのは社会全体にそんな息吹を感じる時代でした。そして、私はそうした空気のなかで生を受け成長し、自分の将来を決めていくさまざまな経験を重ねてきたのです。

当時の社会全体が前だけを見て突き進んでいるような空気は、ときには戦争のあとだったり、ときには高度経済成長の最中だったり、バブル景気が崩壊する1991年（平成3年）あたりまで、時代とともにかたちを変え、何度も繰り返し流れていたように感じます。

しかし、近年はそんな空気は薄れ、感じなくなってしまったように私は思うのです。

あらゆるインフラは整い便利な世の中になりましたが、どこか社会の活力がなくなって

しまっていると思えてならないのです。

低成長な時代に生まれた若者たちには、日常にある程度の満足感はあるものの、「よし、一発やってやるぞ！」といった挑戦心や、自分を掻《か》き立てるような情熱が感じられないのです。新しいビジネスを起こす世代も登場していますが、それは限られた一部です。

自分が生きてきた昭和30年代、社会全体に充満していた「強さ」や「たくましさ」を感じさせる空気を、日本は取り戻さなければいけないと考えています。

「そんな時代はもうきませんよ」

医局の若いスタッフには、笑われます。しかし、私はそうは思っていないのです。実際、２０１１年（平成23年）に起こった東日本大震災のあとには、社会全体に「みんなでともに立ち上がろう」という空気が満ちていました。

令和の時代に入って広がった新型コロナウイルスの感染拡大による社会と生活の激変では、どんな空気が生まれるのでしょうか。

私には「きょうあったことはすべて過去」という意識があります。少しでもいいから、次の日は何か新しいものを自分のものにしていくことを心がけているのです。今の自分や技術に満足することなく前進し、明日をつかみ取りたいのです。

だから、今も私は全力でもがき、努力を続けているのです。

若手が先輩を乗り越えていく、「突破力」の育み方

「突破力のある若手医師がいなくなった――」

近年、そんなもどかしさを強く感じています。自分たちの手で新しい医療をつくってい く、よりよい医療を実現するために古い制度を変えていく……。そうした「現状を変えてやるんだ」という思いを持った若手が少なくなっているのです。

背景には、さまざまな要因が考えられますが、ひとつには、医学部受験を取り巻く、世の中の変化に一因があると感じています。1955年（昭和30年）生まれの私はもちろん、1970年（昭和45年）生まれくらいの世代までは、医師になるために小学校の頃から学習塾に通い、受験勉強をし、中高一貫校への進学を目指すという風潮はそう多くはありませんでした。日本全体がまだ貧しかったからです。

そうした状況下で育った人たちは、必死に勉強して医師になり、「親や世話になった人たちや世の中に恩返ししたい」といった思いがありました。「仁《じん》・義《ぎ》・礼《れい》・智《ち》・忠《ちゅう》・信《しん》・孝《こう》・悌《てい》」という八徳《はっとく》の精神です。

世の中もこのような立身出世を期待していました。だから、懸命に努力していった人に対しても、周囲から妬《ねた》みなどの悪い感情を抱かれることはなく、むしろ「あいつはよくがんばった」と社会全体が応援してくれる空気がありました。これも、日本全体が貧しかったからでしょう。しかしその後、日本のＧＤＰ（国内総生産）が上がっていき、日本が裕福な国になるにしたがって、社会も人々も大きくさま変わりします。医師になろうとする人たちも、変わっていったのではないかと私は感じています。

豊かな時代に医師になった世代が今や教育する側

私が医学部を受験する前年の１９７３年（昭和48年）からは、「一県一医大構想」によって医学部の新設ラッシュが始まり、１９７９年（昭和54年）には琉球大学に医学部が設置されて51校の国公立大学医学部（防衛医科大学校を含む）が整備されました。さらに私立の医科大学も新設され、私立大学医学部は29校（現在は31校）になり、医学部受験が過熱します。

受験に強い中高一貫校が注目を集め、12歳で将来が決まってしまうような状況が生まれてきました。多少の経済格差はあっても、医学部に進む学生は、基本的にそれほど貧しい家の人たちではなくなったのです。

以前なら、経済的な問題で国公立大を目指していた学生も私立の医学部へ進むようになりました。そうした豊かな環境は、医師になる人たちの気持ちに少なからず変化をもたらしたような気がしてならないのです。私の経験ですが、「努力して患者さんのために貢献して社会に恩返ししたい」という志を持った医師を減らしてしまったように感じるのです。極端な言い方かもしれませんが、「まあ自分はこの程度でいいだろう。まあまあのところでいいや」という考えの医師を多く生み出したとも思っています。

そうした豊かな時代に医師になった人たちは、昭和から平成の時代になり、今度は医学生たちを教育する側になっていきました。その結果、「まあまあのところでいいや」で満足してしまう若手医師が、さらに増えていったような気がしてなりません。

私が医師になった1983年（昭和58年）は、当時の医師不足から計画された一県一医大構想が完成した4年後であり、その世代はそろそろ現役引退へと向かいつつあります。

高度成長社会から低成長社会へ時代も変化し、医療ニーズも、成人病から生活習慣病、それに続く老年病へと領域が広がってきました。また、患者さんの医療知識レベルの向上や、治療における低侵襲化への志向が進み、エビデンス（根拠）をベースにした医療と、治療におけるガイドライン策定など、厳格なルールと手順が求められるようになってきました。

そうした数多くの要因から考えると、そろそろ一県一医大構想による医師育成を見直しして、知識と経験を身につける医師教育に加えて、地域、組織、患者さんへの貢献を徹底的に教え込むことが求められていると感じています。それを卒業後もモニターし続けるような医師育成制度に切り替えてもよいように思います。なぜならば、日本の医師育成には莫大な公費が投入されているからです。国公立大学だけでなく、私大にも公費は注ぎ込まれていますが、その原資はみなさんが担っている税金だからです。

外科医や、訴訟リスクのある診療科を避ける時代

また、2004年（平成16年）4月からスタートした新しい医師臨床研修制度では、診療に従事しようとする医師は2年以上の臨床研修が義務づけられました。そのいっぽう、学生がみずから研修先を選択するマッチング制度が導入され、試験でそれほど優秀な成績を修めなくても、著名な病院で研修医になれるチャンスが増えました。医師を目指す側がみずから進む診療科を選ぶ時代になり、「きつい、帰れない、給料が安い」=「3K」といわれていた外科医を敬遠するようになったり、訴訟リスクのある診療科や、緊急診療の多い産科や小児科を避けるような傾向も強くなっています。

私はスタート時点から強い思いがあって心臓外科医になりましたが、今は開業医でも勤務医でも研究者でも、〝思い〟とは別の思考である、「自分のためのキャリア形成」という

考えで進路を選ぶ若手がほとんどです。さらに、安定した職場で無理せずそこそこ働いていれば食いっぱぐれることはないと、「寄らば大樹の陰」のような考え方をしている若手医師も増えています。そんな医療界の現状が歯がゆいのです。

「世の中の役に立ちたい」「病に苦しむ患者さんを元気にしたい」

という強い思いで徹底的に自分を追い込み、「結果を出せる医師になってやろう」と突き進んできた私のような「貧しい世代の医師」とは、考え方が違ってしまうのは当然です。しかし、そうした状況であっても、

「自分たちが新しい医療をつくり、新しいステージを見つけ出す」

そんな気持ちで「突破」し、先輩たちをどんどん追い越してほしいのです。

誠実であること、虚言を用いないこと

そんな突破力を育《はぐく》むために必要なことはなんだろうと、ずっと思いをめぐらせてきましたが、一番大切だと感じているのは「誠実さ」です。

私も若い頃に、先輩医師たちを突破しなければならない状況が何度もありました。そこでは、自分を徹底的に追い込んで、世代の違う医師たちとも闘ってきましたが、結局は患者さんとの信頼関係を築くことが何よりも必要なのです。決して背伸びして虚言を用いる

ことはせず、今できる最善の医療をたしかなかたちで提供する。さらに、それを患者さんに押しつけるのではなく、受け入れてもらうための努力が必要で、「聞き上手」にならなければなりません。そのうえで、患者さんの話をどう受け止めて、どのように本人が希望する医療を提供していくのかを考え、丁寧かつこまめに対処しなければなりません。

さらに、医療安全が重視されている今の時代、医師は、一般的な社会のルールに加えて医療のなかのルールをしっかり把握したうえで守ることが絶対条件です。

これは、手術の技術と同じように、誠実に経験を積んできた医師と、若手医師とでは圧倒的な差が出てきます。かつては、情熱だけで患者さんの信頼を得られていた時代がありました。私もそういうタイプの医師でした。しかし、今は情熱だけでは医療のリスクを払拭できませんし、患者さんの信頼も獲得できません。

つまりは、誠実さ、知識、経験に加え、医療安全やEBM（科学的根拠に基づく医療）に則ったルールに沿うことが重要です。そこまで身につけた医師が、いずれ先輩医師に追いつき、追い越していくスタートラインに立てるといえるでしょう。

最後は患者さんを思いやる心と、冷静な状況把握

今の若手医師が先輩を追い越すために必要なことは、ひとりよがりにならないための人

間形成にプラスして、誠実さと状況把握力です。もちろん、情熱や行動力も必要ですが、それを行使する前に、病気という弱い部分がある患者さんを思いやる心と、最善の医療を提供するために冷静に状況を把握する力が大切です。

進むべき道を見つけたら、自分の信念や志をかたちにしていくことです。たとえば、京都大学の山中伸弥《やまなかしんや》先生は、整形外科医になろうとしたものの研修医時代に「自分には向いていない」と挫折し、重症患者を救う方法を見つけるために研究者になったということです。それがiPS細胞の研究につながり、ノーベル生理学・医学賞を受賞する快挙を成し遂げました。山中先生は、自分が選んだ道を信念を持って進んでいます。だからこそ、世界的にも評価されているのです。

若手医師たちには、単なるひとつのサクセスストーリーとして感心するのではなく、そのプロセスをしっかり見て、信念や志を抱きながら現状を突破できるようになってほしいと願っています。

おわりに　限りある炎を、少しでも長く燃やしたい

私が心臓外科医としての仕事に打ち込めたのは、ひとえに妻・利恵子《りえこ》のおかげです。利恵子とは、心臓外科医の道に入った亀田総合病院時代に出会いました。彼女はＮＩＣＵ（新生児集中治療室）の看護師で、診療部門こそ違いましたが、医療に携わっていたひとりとして、私の仕事を理解し、支えてくれた同志なのです。

結婚してすぐに長男が生まれ、その6年後には長女にも恵まれましたが、子育てで大変な時期でも、私が手伝えたことはそう多くはありません。当時は亀田総合病院、新東京病院にいた頃で、四六時中、患者さんのそばにいる日々でした。

ただ、住まいは病院の近くに構えていたため、少し時間があく夜になると、子供を風呂に入れるために家に帰ることはできました。そして日付が変わるまでには、また病院に戻るのですが、その束の間の時間が夫として父親としての時間でした。

それでも、利恵子には文句のひとつも言われたことはありません。子供たちも学校を出て自立し、母としての苦労も一段落した今、利恵子はふと漏らすことがあります。

「富士山の近くに住んでみたい」

かつて、新東京病院時代の私たちが住んでいた松戸のマンションからは、晴れた日には遠く富士山が見えました。そんな景色が望める住まいを彼女はとても気に入っていたのですが、私が昭和大学へ移り、また順天堂へ動いたこともあり、引っ越さざるをえなくなりました。

私も還暦を超え、教授職から退くことを決めた今、これからは利恵子の希望を叶えたいという思いもあります。そのいっぽうで、心臓外科医としての次なるステージを探している自分もいるのです。

「一視同仁《いっしどうじん》」

という言葉があります。私の好きな言葉です。

唐の時代の中国の文学者、韓愈《かんゆ》（768〜824年）が著した『原人』の一文ですが、辞書によればその意味は、「すべての人を差別せず平等に見て、仁愛を施すこと」とあります。そのうえで、自分の仕事に置き換えると、「すべての人を公平に平等に診て、手術で回復してもらう」ということだと理解しています。

上皇陛下の心臓手術に携わったことから、ともすれば〝特別な医師〟のように考える方も少なからずいるのですが、私を求める患者さんの前では、いつなんどきでも、私は一心臓外科医です。

上皇陛下の「公平の原則」に心を打たれて少しでも実践したいと決めたときから、「常在緊急対応」の精神で多少は嗜《たしな》んでいた酒をやめました。

海外訪問時など、遠く離れた異国の地にある場合にはお付き合いを最優先として例外にしていますが、国内では心臓外科医である限り、夜間も含めて救急の患者さんがいつ運ばれて来ても対応できるようにしたかったからです。仮に酒席の夜があれば、おのずと救急対応ができない時間ができてしまいます。もう少し年が若いときならば、それも必要なリラックスのための時間でしたが、残り少ない心臓外科医としての日々を考えると、「かたときも医師としての時間は無駄にはできない」

そういう思いに気持ちは変わっていたのです。

息も苦しく、車いすで入院して来た患者さんが、私たちの手術で元気を取り戻し背筋を伸ばして退院して行くのを見送るのは、心臓外科医の最高の喜びです。だからこそ、限りある炎を少しでも長く燃やし続けることで、元気を取り戻せる人をひとりでもふたりでも増やしていきたいのです。私を求める患者さんを待つのではなく、私から出かけて行ってでも救いたいのです。それが、天職である心臓外科医としての今の思いです。

富士山のそばに住むのはもう少し先にしたい――。家内には申し訳ないのですが、それが私の本心です。

2021年2月

天野　篤

天野 篤 年譜

年齢は、その年10月誕生日時点のもの

0歳 1955（昭和30年） 10月、埼玉県蓮田町（現・蓮田市）で、燃料商をしていた天野甲子男、与志子の長男として生まれる。

1歳 1956（昭和31年）

2歳 1957（昭和32年）

3歳 1958（昭和33年）

4歳 1959（昭和34年）

5歳 1960（昭和35年）

6歳 1961（昭和36年）

7歳 1962（昭和37年） 埼玉県蓮田町立蓮田南小学校入学。

8歳 1963（昭和38年） 小学2年。

9歳 1964（昭和39年） 小学3年。母がカラー刷り全8冊の学習百科事典を買ってくれた。10月、東京五輪。

10歳 1965（昭和40年） 小学4年。

11歳 1966（昭和41年） 小学5年。プラモデル作りに熱中。

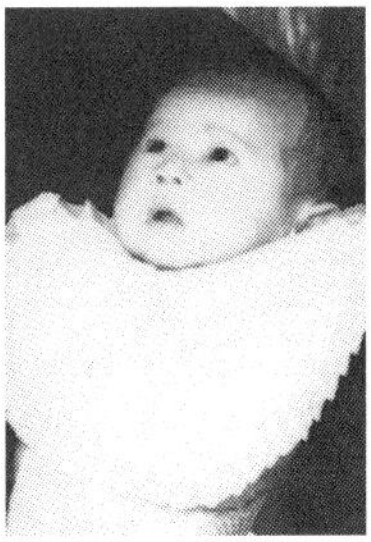
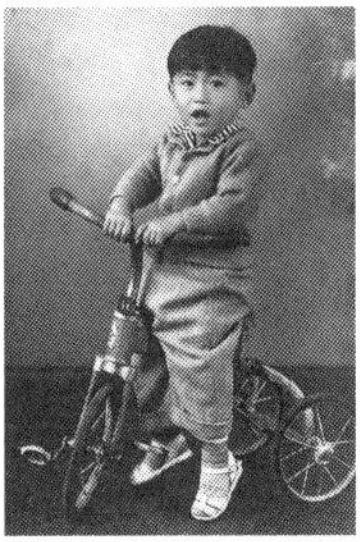
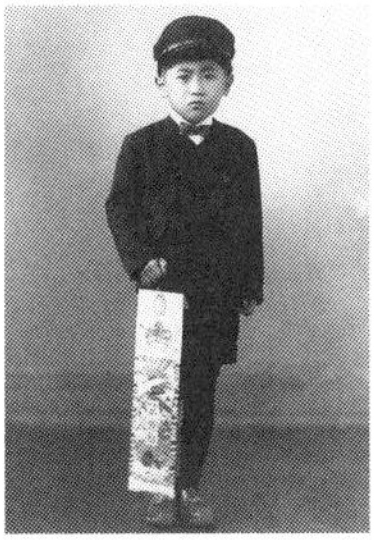
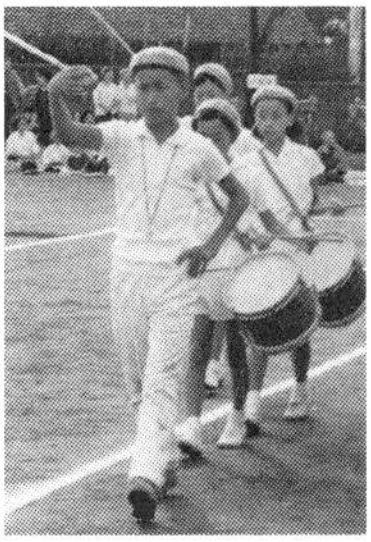

12歳　１９６７（昭和42年）　小学６年。埼玉県内の小学生参加テストを解いたところ、県内２番の成績と同等。

13歳　１９６８（昭和43年）　埼玉大学教育学部附属中学校入学。最初の試験では２００人中、13番の成績。

14歳　１９６９（昭和44年）　中学２年。水泳に精を出す。

15歳　１９７０（昭和45年）　中学３年。大阪万博。

16歳　１９７１（昭和46年）　埼玉県立浦和高等学校入学。入学試験成績は４１０人中で60番目くらい。柔道部へ入部。スキーに没頭。

17歳　１９７２（昭和47年）　高校２年。父の心臓弁膜症が判明。医師を志す。蓮田の家が新築される。写真部にも所属。

18歳　１９７３（昭和48年）　高校３年。深夜放送に熱中。医学部を志望するも一部科目は偏差値50以下。担任に「無理」と言われる。

19歳　１９７４（昭和49年）　浪人１年目。弘前大学などを受験し、失敗。東京都文京区大塚の予備校へ通う。『麻雀放浪記』に憧れ、麻雀に没頭。

20歳　１９７５（昭和50年）　浪人２年目。山形大学などを受験し、失敗。予備校へ通わない宅浪となり、パチンコに没頭。

21歳　１９７６（昭和51年）　浪人３年目。駿台予備校へ。自宅療養の父の症状が思わしくなく、冬になると１カ月くらい寝込んでいた。

22歳　１９７７（昭和52年）　日本大学医学部に合格し、入学。父が退職金を前借りし入学金などを払う。クラブでは、スキー部に入部。

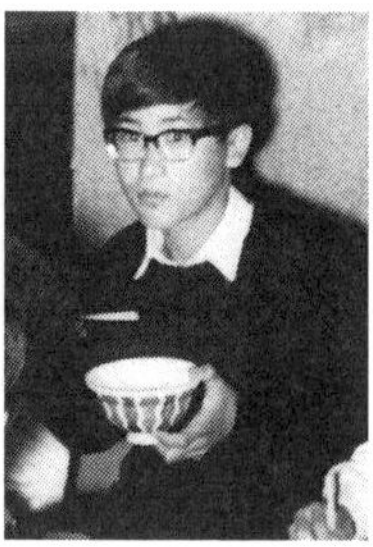

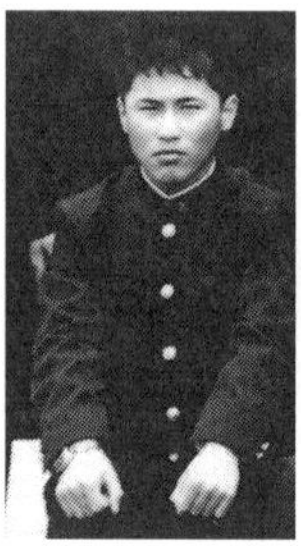

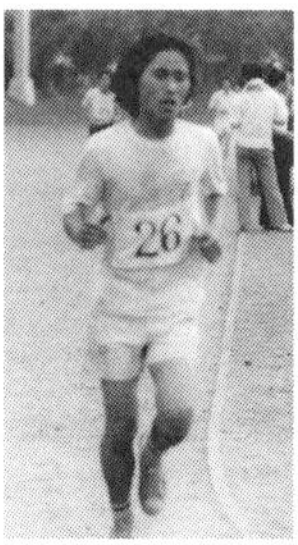

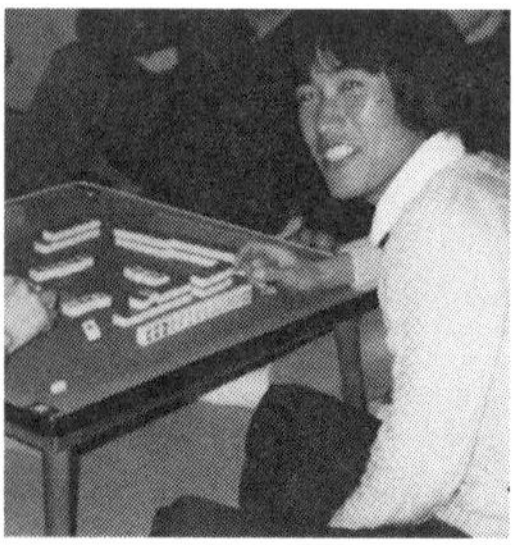

23歳　１９７８（昭和53年）　医学部２年。父が三井記念病院で僧帽弁置換手術を受ける。将来の手術は「自分で」の思いが芽生える。テニス部へ。

24歳　１９７９（昭和54年）　医学部３年。

25歳　１９８０（昭和55年）　医学部４年。

26歳　１９８１（昭和56年）　医学部５年。日本大学医学部附属駿河台病院循環器内科で病院実習。心臓外科医を志す。

27歳　１９８２（昭和57年）　医学部６年。夏休みに三井記念病院で心臓外科の仕事を学ぶ。糸結びの訓練を知る。

28歳　１９８３（昭和58年）　日本大学医学部卒業。５月、医師国家試験合格。６月、関東逓信病院（現・ＮＴＴ東日本関東病院）臨床研修医となる。初任給35万円で寮生活。

29歳　１９８４（昭和59年）　関東逓信病院研修医２年目。

30歳　１９８５（昭和60年）　６月、亀田総合病院研修医となる。心臓血管外科では指導医から「俺が見たなかで10人中７番目の医者だ」と言われる。

31歳　１９８６（昭和61年）　亀田総合病院２年目。心臓血管外科で心臓外科医となる。

32歳　１９８７（昭和62年）　亀田総合病院３年目。父の心臓弁膜症の再手術。第一助手として手術に加わる。人工弁を新しいものに交換。

33歳　１９８８（昭和63年）　亀田総合病院４年目。心臓血管外科３年目。

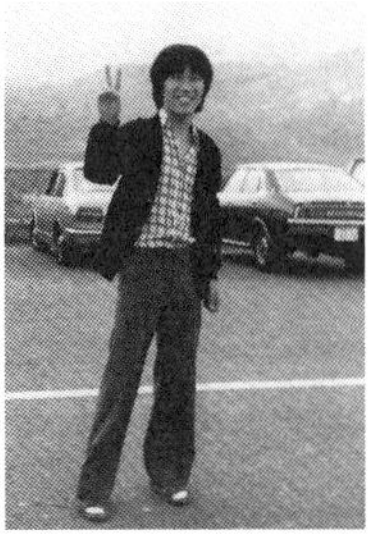

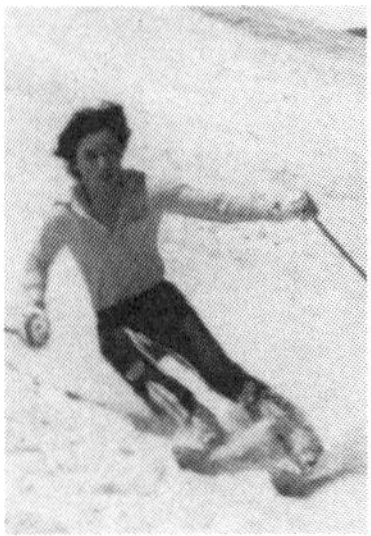

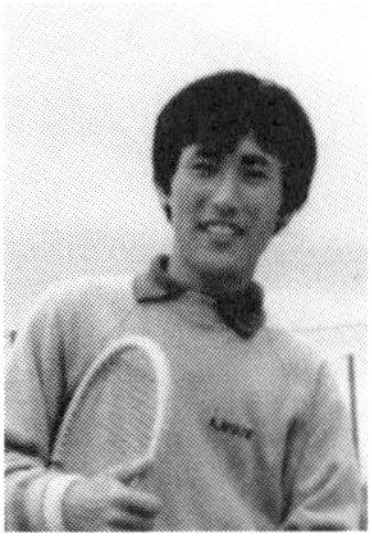

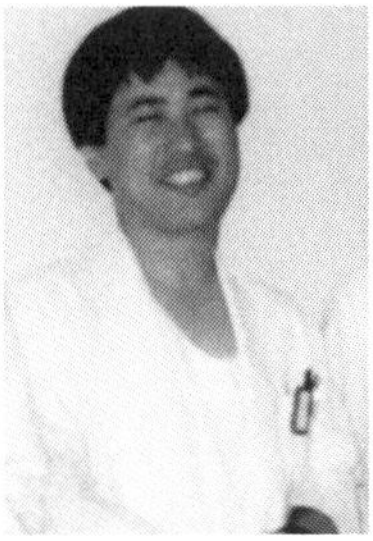

34歳　1989（平成元年）　亀田総合病院5年目。心臓血管外科医長に。
6月、同僚看護師・利恵子と結婚。夏以降、父の容体が急速に悪化。

35歳　1990（平成2年）　亀田総合病院6年目。長男誕生。父の三度目の手術。術後1週間で亡くなる。上司より〝クビ〟を告げられる。

36歳　1991（平成3年）　4月、新東京病院心臓血管外科科長。5月には新東京病院での1例目の手術の第一助手となる。初年度年間手術症例数は30例。

37歳　1992（平成4年）　新東京病院2年目。年間手術症例数は84例。

38歳　1993（平成5年）　新東京病院3年目。年間手術症例数155例。

39歳　1994（平成6年）　新東京病院4年目。心臓血管外科部長となる。年間手術症例数は242例。

40歳　1995（平成7年）　新東京病院5年目。年間手術症例数が300例を超える。手術死亡率0・9％。

41歳　1996（平成8年）　新東京病院6年目。執刀通算1024例目で1例目の手術死亡が起きる。
オフポンプ術の技術を独学で身につける。長女誕生。

42歳　1997（平成9年）　新東京病院7年目。自身の年間手術症例数が493例となり、とくに冠動脈バイパス手術症例数約350例で日本一になる。

43歳　1998（平成10年）　新東京病院8年目。オフポンプ術による「心拍動下冠動脈バイパス術」が臨床応用され始める。

44歳　1999（平成11年）　新東京病院9年目。

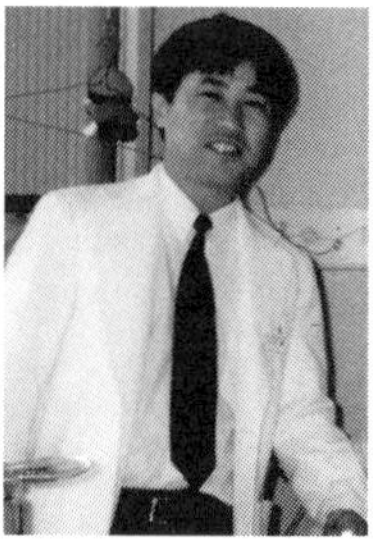

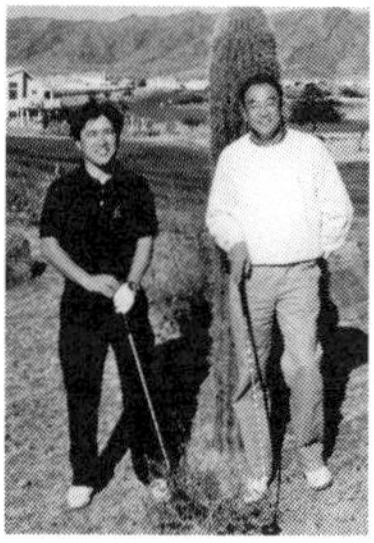

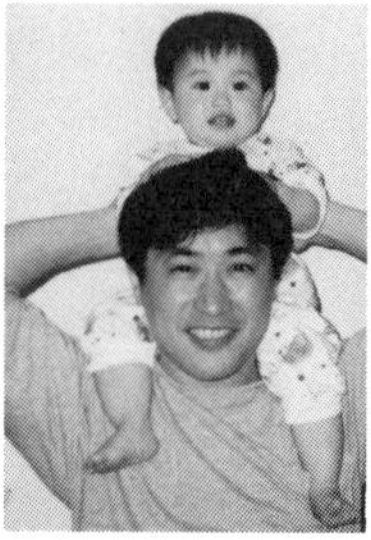

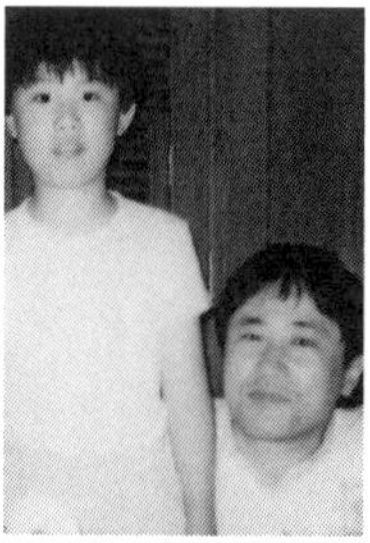

45歳　2000(平成12年)　新東京病院10年目。オフポンプ術による冠動脈バイパス手術を本格的に始める。
新東京病院での10年間で3000例近い心臓手術を執刀した。

46歳　2001(平成13年)　新東京病院11年目。4月、昭和大学横浜市北部病院循環器センター長・教授就任。
博士号学位取得。初年度手術症例数は約100例。

47歳　2002(平成14年)　7月、順天堂大学医学部心臓血管外科学講座教授就任。
順天堂医院心臓血管外科で診療、手術を始める。

48歳　2003(平成15年)　順天堂医院2年目。

49歳　2004(平成16年)　順天堂医院3年目。

50歳　2005(平成17年)　順天堂医院4年目。目標としていた心臓血管外科としての年間手術症例数500例(成人。以下同)となる。大学病院トップに。

51歳　2006(平成18年)　順天堂医院5年目。

52歳　2007(平成19年)　順天堂医院6年目。

53歳　2008(平成20年)　順天堂医院7年目。年間手術症例数640例となる。自身の手術執刀数は438例(他病院含む)。甲状腺機能亢進症発症。

54歳　2009(平成21年)　順天堂医院8年目。

55歳　2010(平成22年)　順天堂医院9年目。この頃、自身の通算手術執刀数が6000例を超える。

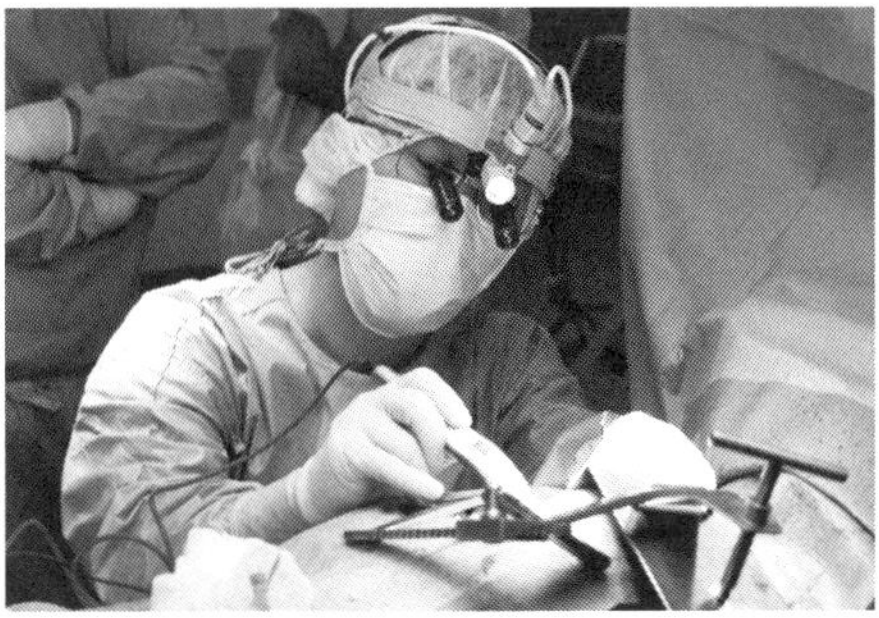

写真●順天堂大学医学部心臓血管外科

56歳　２０１１（平成23年）　順天堂医院10年目。3月、東日本大震災。

57歳　２０１２（平成24年）　順天堂医院11年目。2月、東京大学医学部附属病院で、上皇陛下（当時の天皇陛下）の冠動脈バイパス手術を執刀。年間手術症例数５０５例。松戸市民栄誉賞、蓮田市民栄誉賞、埼玉文化賞受賞。ＮＨＫ「プロフェッショナル 仕事の流儀」放送。

58歳　２０１３（平成25年）　順天堂医院12年目。自身の通算手術執刀数がほぼ７０００例となる。

59歳　２０１４（平成26年）　順天堂医院13年目。4月、順天堂医院副院長に就任。10月、新手術室が稼働。

60歳　２０１５（平成27年）　順天堂医院14年目。1月、母が93歳で亡くなる。埼玉県知事選への出馬を要請されるも固辞。

61歳　２０１６（平成28年）　順天堂医院15年目。順天堂医院院長に就任。全国の若手心臓外科医を招き、手術室などを見てもらう。

62歳　２０１７（平成29年）　順天堂医院16年目。箱根駅伝出場の順天堂大学を沿道で応援。

63歳　２０１８（平成30年）　順天堂医院17年目。年間手術症例数６６６例。

64歳　２０１９（令和元年）　順天堂医院18年目。自身の通算手術執刀数が８０００例を超える。3月、順天堂医院院長退任。年間手術症例数７０５例。

65歳　２０２０（令和2年）　順天堂医院19年目。4月、新型コロナウイルスにより、政府の緊急事態宣言が発出される。10月、学校法人順天堂理事就任。

66歳　２０２１（令和3年）　順天堂医院20年目。3月、順天堂大学医学部教授退任予定。

著者紹介

天野 篤

（あまの・あつし）

心臓血管外科医。順天堂大学医学部教授。1955年、埼玉県蓮田町（現・蓮田市）に生まれる。1983年、日本大学医学部卒業後、医師国家試験合格。関東逓信病院（現・ＮＴＴ東日本関東病院。東京都品川区）で臨床研修医ののち、亀田総合病院（千葉県鴨川市）研修医となる。1989年、同心臓血管外科医長を経て、1991年、新東京病院（千葉県松戸市）心臓血管外科科長、1994年、同部長。1997年、新東京病院での年間手術症例数が493例となり、冠動脈バイパス手術の症例数でも日本一となる。2001年4月、昭和大学横浜市北部病院循環器センター長・教授。2002年7月、順天堂大学医学部心臓血管外科教授就任。2012年2月、東京大学医学部附属病院で行われた上皇陛下の心臓手術（冠動脈バイパス手術）を執刀。2016年4月より、2019年3月まで順天堂大学医学部附属順天堂医院院長。心臓を動かした状態で行う「オフポンプ術」の第一人者で、これまでに執刀した手術は9000例に迫り、成功率は99.5パーセント以上。2012年、松戸市民栄誉賞、蓮田市民栄誉賞、埼玉文化賞、受賞。主な著書に『一途一心、命をつなぐ』（飛鳥新社）、『熱く生きる』『100年を生きる　心臓との付き合い方』、近著に『若さは心臓から築く　新型コロナ時代の100年人生の迎え方』（講談社ビーシー／講談社）などがある。

天職《てんしょく》

2021年3月2日　第1刷発行

著者　天野《あまの》 篤《あつし》

発行者　長坂嘉昭

発行所　株式会社プレジデント社
〒102-8641
東京都千代田区平河町2-16-1
平河町森タワー13階
https://www.president.co.jp/
電話(03)3237-3731(編集・販売)

ブックデザイン　鈴木成一デザイン室

撮影　半田広徳

企画・構成　松本滋貴 沢田 浩

協力　宮原小百合(順天堂大学医学部心臓血管外科)

販売　桂木栄一 高橋 徹 川井田美景 森田 巌
末吉秀樹 神田泰宏 花坂 稔

編集　村上 誠

制作　関 結香

印刷・製本　中央精版印刷株式会社

本文DTP　ニシ工芸株式会社

ISBN978-4-8334-4031-8 Printed in Japan
落丁・乱丁本はおとりかえいたします。